内科医のための漢方診療

正直なところ
漢方って？
本当に効くの
と内心思っている
あなたへ

著 岩﨑 鋼　野上達也
吉澤和希

金芳堂

まえがき

　一般診療医に売れそうな漢方の本はどんなものだろうか。多分，風邪に葛根湯，下痢に五苓散のように，コモンディジーズにすぐ使える漢方薬が一覧になったものだろう。疾患ごとに，二,三種類の漢方薬が挙げられて，簡単な使い分けのコツが書いてあるのがよいだろう。

　反対に，太陽病とは，という解説から始まって，太陽病の処方解説をした本は売れないだろう。読者は太陽病が何か知りたいわけではない。いや太陽病などという病気の存在すら知らないに違いない。よほど稀な疾患か？　と思われてしまう。

　だが，漢方診断（弁証という）に出てくる疾患は，決して稀なものではない。むしろ，ありふれたモノなのだ。

　ある時，私は急性胃炎に罹った。休みの日，昼間食い気を出して鰻重を食べたのがいけなかった。夕方から，胃が何とも重苦しく，辛い。腹を押すと痛い。便は出ない。吐き気はしない。胃に塊が詰まったようで，実際げっぷをすると昼間食べた鰻の匂いがする。ちっとも消化されていない。そのうち熱っぽくなってきたので計ると36.9℃。私にすれば，確かに微熱がある。汗がじとじとと出てくる。悪寒はしない。熱感である。
　そのうちはたと気がついた。便が出ない。熱感がする。胃が苦しい。漢方の有名な古典『傷寒論』に，陽明之病，胃家実是也（陽明病とは，胃に病気の原因が存在しているものだ）とある。今の私が，まさに是也だ。なんだ，陽明病じゃないかと弁証したのである。
　陽明病の治療は，下すことである。そこで寝る前に我が家にあった唯一の瀉下剤である麻子仁丸を3包飲んで寝たら，翌朝お通じがあって，その後胃の具合がよい。なんか久しぶりに天ぷらが食べたくなって，昼飯に仙台三越のつな

八で天丼を食べてしまったが，大丈夫そうだ。その代わり，二度下痢をした。腹が大変すっきりした心持ちがする。

陽明病とか，太陽病とか，ICDにも載っていない病気が実在するのかという人もいるかもしれないが，ちゃんと日常的に経験するものなのである。

いやそれは胃カメラをしなければ診断は付かない。きっとFDの一種で，なんとか型だ，と言い出す向きもあるだろう。別に反対はしないが，そう言う診断で，それなりの治療をして，一晩で治せるなら，それも良かろう。だが陽明病という弁証をして，麻子仁丸を飲んで，一晩で治したってよいのである。ちゃんと治っていれば，どちらの考え方をしてもいけない理屈はないのだ。そして，漢方で患者を治すなら，「陽明病」という弁証ができた方が断然，効く。

とまあそんなことをつらつら思って，この本ではやはりあえて漢方診断（弁証）を説明することにした。ただし，弁証学を一から十まで説明はしない。そんなことをしたら，教えるのに5年掛かってしまう。あくまで一般診療で漢方を使うのに必要な範囲で説明するのだ。それも，思い切ってかみ砕いて説明する。漢方の専門家からしたら，無茶だと言われるかもしれない説明をするが，ただし本質は踏み外さないことにする。なおこの本は，拙書『高齢者のための漢方診療』（丸善出版）の続編みたいなものである。併せてお読みになれば，なお理解が増すことと思う。

エビデンスはどうしても入れなきゃならないだろう。今の時代，エビデンスを示さない臨床の教科書なんてどうかしている。だがエビデンスを提示するとどうなるかは書く前からおおよそ予想が付いている。それは本論を読めばわかるだろう。

章立ては，一般的な内科学書のそれによることにした。第一章「太陽病」では本が売れないからである。とはいえ，内科専門医試験に出るような稀少疾患はあまり扱わない。そういうものを漢方で治療する機会がないわけではないが，専門の漢方医に任せた方が無難だろう。主に「一般内科」で遭遇するコモン

ディジーズに絞って書く。ただ私自身の思い入れもあり「訪問在宅診療」に一章を割いた。内科の枠には留まらない中身だが，現代において欠かせない分野であると考えた。また，心身医療，婦人科疾患についても「一般内科医が扱う範囲で」取り上げることにした。純粋な内科からは若干外れるが，漢方をやっていると，どうしてもこうしたニーズが多いからである。そんなわけでこの本は内科と銘打ちながら，どちらかというと『総合診療に於ける漢方治療』の本に近いと言えるかもしれない。

なお本書では，日本漢方と中医学を交互に比較して論じていく。両者の差違については前著『高齢者のための漢方診療』で概略を述べているので詳しくは触れないが，中医学というのが耳慣れない読者のために中医学についてだけもう一度説明しておく。

中医学というのは，中華人民共和国において，中国各地の伝統医学を国家が主導して統合し，おおむね理論統一した医学体系である。現在中国で（台湾，東南アジアでも）伝統医学と言えば，まず中医学であり，その中に色々な流派系統はあれども，一応「中医学」という学問体系が確立している。中国では医師の資格が「西医師」と「中医師」に分かれており，中医学を実践するのは中医師だ。中国は国を挙げて積極的に中医学を推奨しており，各地に「中医薬大学」を多数設立している。主要な中医薬大学は日本の旧帝大をはるかに上回る設備と規模を誇る。中医学だからと言って西洋医学的な検査をしないというのではなく，大きな中医医院（中国語の医院は病院のこと）にはMRIもPETも完備している。中国では伝統医学に西洋医学を取り入れる努力が長年重ねられており，これを「中西医結合」という。中医薬大学では最新の研究設備をそろえ，研究者を各国に留学させ，伝統医学の作用機序の解明や新薬の開発に積極的に取り込み，その結果，アジアの伝統医学と言えば今や世界的に中医学が主要な地位を確立している。

ところで私の文体は「刺激的」なのだそうだ。自分ではちっともそう思っ

ていないが，毒があるらしい。だが無難，無難を心がけていては，書いても面白くないし，読んではなおさらつまらない。「刺激的」かどうかはともかく，自分の日頃の文体そのままとする。

　対象となる読者層は，ずばり，「漢方って興味あるけど，本当に効くの？根拠あるの？」と思っている全ての医師である。ただし内容は基本的に内科の話を中心とし，それに一般臨床で遭遇するいくつかの女性特有の病態，及び在宅医療とする。理由は，私が内科医なので，「外科の漢方」とか「耳鼻科の漢方」とかは書きようがないからだ。ただし出てくる疾患は極めてコモンなものばかりなので，内科医でなくとも西洋医学的に理解に難渋するということはないであろう。疾患名の略語については，一般医家が普通にわかるだろうと思われるものはそのまま用いている。説明は漢方を深く知らない一般医家のためになるべくかみ砕いて書いたつもりであるが，膠原病についてだけは，疾患の特異性からかなり専門的な話になってしまった。ここだけ少し他の章とはレベルが違うと思っていただきたい。

2018年10月

岩﨑　鋼

目　次

まえがき　　　　　　　　　　　　i

第1章　消化器疾患　　1

胃，食道疾患	1	胃もたれのセカンドチョイス	10
GERD, NERD	1	五臓六腑	10
方剤とは	3	肝火犯胃	14
気	4	胃がん	14
血・津液	4	胃が冷える	15
食道	6	腸疾患	16
胸焼け	7	舌痛症	22
胃食道逆流	7	肝胆	23
胃炎・胃潰瘍	8		
機能性ディスペプシア	8		

第2章　循環器疾患　　24

心不全	24	浮腫	29
心房細動	24	腎の陽気	29
心筋梗塞	25	心臓神経症	30
高血圧	25	八綱弁証	23
EBM	27		

第3章　内分泌と代謝　　34

糖尿病	36	肥満	37

v

| 脂質異常症 | 38 | 骨粗鬆症 | 39 |

第4章 腎臓疾患　40

| 慢性腎臓病 | 41 | 急性腎不全，慢性腎不全による浮腫 | 41 |

第5章 呼吸器疾患　43

喘息	43	気管支拡張症	48
COPD	45	漢方の診方	49
肺と腎	46	咳	49
痰の多いCOPD	47	痰	51
間質性肺炎	47		

第6章 神経疾患　54

| パーキンソン病 | 54 | 脳血管性障害 | 58 |
| 認知症 | 55 | 頭痛 | 59 |

第7章 アレルギー性疾患　61

| 花粉症 | 61 | アトピー性皮膚炎の標治 | 63 |
| アトピー性皮膚炎 | 61 | アトピー性皮膚炎の本治 | 66 |

第8章　感染症　68

インフルエンザ	68	衛気営血弁証	73
肺炎	69	ムンプス	76
六経弁証	70		

第9章　慢性関節リウマチ，膠原病　78

関節リウマチ	78	全身性硬化症	85
SLE	84	シェーグレン症候群	86

第10章　訪問診療　87

コリン作動性鼻炎	88	BPSD	94
便秘	89	頻尿・失禁	95
下痢	90	乾燥肌	96
食欲不振	90	がんの疼痛	96
認知症	92	皮膚の細菌感染症	97
こむら返り	92	腰痛	98
嚥下能力低下	93	膝痛	98

第11章　心身症　100

第12章　女性の病態　104

更年期障害	104	月経前症候群	114
月経困難症	110		

第13章　雑病　　117

冷え症	117	頻尿と尿漏れ	122
肝気鬱結の冷え	119	子供の夜尿症	123
血瘀の冷え	119	肌のかさつき	123
子供の冷え	120	若い人のニキビ	123
疲労	120	繰り返す咽頭炎，扁桃炎	124
めまい	121		
耳鳴り	122		

第14章　漢方の有害事象　　125

あとがき　　126
索引　　130
　生薬・方剤索引　　130
　事項索引　　134
著者紹介　　138

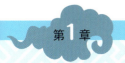

第1章

消化器疾患

胃，食道疾患

　食道疾患の中で漢方が使えるものと言えば，GERD と NERD，胃食道逆流である。ちなみにすでに述べたように，本書は，普通の内科医を対象としているので，GERD だ NERD だと言ったような，「内科医にとって当たり前の略語」はそのまま記述する。GERD って何だかわからない人は本書の読者として想定していない。

　さて，最初に言っておくが，漢方も中医学も患者の自覚症状を出発点とする。だから「食道ポリープの漢方治療」というのは概念として成り立たない。無症状のものを漢方は扱わない。

　もちろん漢方医の中には，一生懸命食道癌の漢方診療に取り組んでいる人もいる。だが今のところ，系統だったエビデンスはない。

GERD, NERD

　まず，GERD，NERD を PubMed 検索をしてみよう。GERD traditional Chinese medicine で検索を掛けると，42本ヒットする。日本からも六君子湯の報告が数多く出ている。Nakano S らの論文［J Med Invest.2016;63(3-4):227-9.］では，咽喉頭異常感のあった GERD で PPI が効かなかったものの半数に六君子湯を投与し，その半数に効果があったとしている。

　Kawahara H らは小児の GERD で pH-multichannel intraluminal impedance を測定し，acid reflux, acid-clearance time に有意差を認めたとしている［Pediatr Surg Int.2014;30(9):927-31.］。

Tominaga Kらは PPI に抵抗性を示す NERD に六君子湯の二重盲検ランダム化比較試験を行い，Frequency Scale for the Symptoms of Gastroesophageal Reflux Disease（FSSG），Gastrointestinal Symptom Rating Scale（GSRS），Short-Form Health Survey-8（SF-8）で評価して placebo 群に対して有意な変化を認めている［J Gastroenterol.2014;49(10):1392-405.］。

　胃食道逆流に関しても六君子湯のエビデンスがある。Otake Kらは小児の胃食道逆流に対し六君子湯を用い，レトロスペクティブにではあるがモサプリドと比較して良好な結果を得たとしている［Pediatr Int.2015;57(4):673-6.］。

　その他の六君子湯のエビデンスとしては，2016年 Oteki Tらがカルボプラチン，シスプラチン，非白金製剤の三種類の抗癌剤治療を受けた肺癌の患者を六君子湯使用群，不使用群にわけ，抗癌剤使用7日目の食欲を比較した。その結果，カルボプラチン使用例では六君子湯服用群で有意に食欲が高い結果を示したが，シスプラチン，非白金製剤では有意差がなかった［Exp Ther Med.2016;11(1):243-246.］。

　また非常に小規模な試験ではあるが，Takahashi Tらは胃がんに対し噴門部温存術を受けた患者を対象に六君子湯の効果を見た。その結果，六君子湯は自覚症状で改善を認めたばかりでなく，^{99m}Tc labeled solid scintigraphy による固形物に対する胃の蠕動運動の確認も観察された［World journal of surgery.2009;33(2):296-302.］。

　同様に小規模なランダム化比較試験として，Takiguchi Sらは胃摘出術を受けた胃がん患者を六君子湯投与群と非投与群に分け，投与群では Dysfunction After Upper Gastrointestinal Surgery for Cancer（DAUGS）スコアが改善すると同時に，血中 ghrelin 濃度が有意に上昇していたと報告している。Ghrelin の活性化は六君子湯の主要な薬理機序として注目されている［Gastric Cancer,2013;16(2):167-74.］。

　エビデンスとして示されているのは以上の通りだが，以下は実際の治療の話をする。GERD，NERD の概念は違うが，漢方診療のやり方はそう変わらない。なぜなら漢方は，内視鏡で炎症所見があるかないかではなく，その人の自

覚症状がどうかで治療が決まってくるものだからである。GERD，NERD の症状と言えば，大きく言えば胸焼けと痞えである。もちろん，両方起こる時も多い。漢方のファーストチョイスは，半夏瀉心湯（半夏・黄芩・人参・大棗・乾姜・甘草・黄連）だ。このように方剤の名前に構成生薬が入っている場合，その生薬が主役を演じることを示している。

方剤とは

　おっと，方剤という言葉を説明していなかった。漢方薬が生薬の組み合わせであることは読者もご存じだろう。生薬を，一定の理論に従って組み合わせたもの，つまり我々が日頃目にする漢方薬を，方剤という。生薬を組み合わせて方剤を作る作業が，処方である。

　半夏瀉心湯の簡単な説明をすると，まず半夏が気の流れを良くする。人参，大棗，乾姜，甘草は胃腸薬である。黄芩，黄連は清熱薬と言って，抗炎症作用を持つ。甘草も清熱作用を併せ持っている。つまり人参，大棗，乾姜，甘草で胃腸の働きを助け，黄芩，黄連，甘草で炎症を治めたうえで，半夏で気を通してやるのである。ちなみに瀉心湯の心というのは心臓のことではなく，「心臓のあたり」，具体的には心窩部という場所を指す。

 瀉心の心

本文で「瀉心湯の心というのは心臓のことでは無く，「心臓のあたり」，具体的には心窩部という場所を指す」と書いたのは，一般的な中医学解釈である。だが瀉心湯の心とは何かについては，議論がある。瀉心湯と名がつく方剤は，半夏瀉心湯の他にも大黄瀉心湯とか，三黄瀉心湯とかいくつかあって，「瀉心湯類」と呼ばれる。ここで「心を瀉す」とは何なのか。後に述べる五臓六腑の話に，「心」が出てくる。瀉心湯類は精神症状によく使われる。不穏や怒り，イライラなどを鎮めるのに使う。つまり「心を静める」というのが瀉心の意味ではないかと考えている人もいる。私はこれを香港の戴昭宇先生からご教示いただいたが，戴先生はむしろこれは日本の江戸時代の医学書に出てくる考え方だと語っておられた。

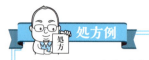

処方例

半夏瀉心湯3包毎食後。まず1週間試してみて，良ければ数週間続ける。症状が消失したら止めてよい。1か月使っても効かないときは効かない。

気

　さて，「半夏が気の流れを良くする」。うーむ。やっぱり気を説明しなければならなくなった。中医学では体内を気，血（けつ），津液（しんえき）（水（すい）とも）の3種が循環しているとする。このうち，もっとも大事なのは気であり，これが生命の本質である。気の定義は，作用があって形態がないもの。この気という言葉は，実は日常生活で頻繁に用いられる。例えば，「空気」，「電気」，「天気」などなど。全て何らかの作用があるけれども色形がないものである。それらを総称して「気」と呼ぶのである。英語にすると基本的にはenergyなのだが，energyを元にして行われるsignaling，すなわち情報伝達をも気と呼ぶ。全てのものは気が集まって成り立っているというのは，アインシュタインの $e = mc^2$ と同じ意味である。体内のenergyが低下した状態を気虚という。Signalingが停滞した状態が気滞であり，混乱した状態は気逆である。気虚を補う治療を補気，気滞，気逆を治し，signalingを正常にすることを理気という。半夏は代表的な理気薬だ。

血・津液

　気が出て来たから，ここで血と津液も説明してしまおう。血は，体内を流れる赤い液体である。そりゃ血液だろう，と言われれば，そうだと答えてもよい。ただ中医学では，血液という物質そのものよりも，その作用を重視する。栄養物や老廃物を運び，身体を温める。重要なのは，気は血に宿り，血は気によっ

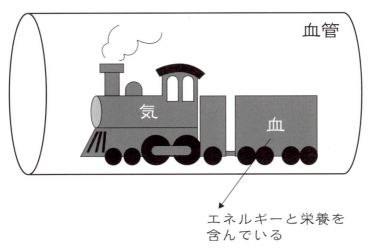

図1　気と血の関係

て流れる，ということだ。energyである気は物質を離れて存在しているのではない。必ず物質に内在している。気を全身に運ぶものが血という物質である。が，一方物質である血は，気が内在してこそ流れるのである（図1）。死んだ人間の血液は流れない。気が失せたからだ。つまり繰り返しになるが，energyと物質は等価である。血の作用が低下することを血虚，血の循環が滞り乱れることを血瘀という。血虚を治療するのが補血，血瘀を治療することを活血という。

　津液は体液そのものであり，体中を流れるものを津，関節腔液のように一定の場所にあるものを液と呼ぶが，両者を区別せずに水と呼ぶ場合もある。津液は，必ず気によって全身を巡る。エネルギーをなくして液体が動くことはあり得ない。津液が足りなくなって乾いた状態を陰虚（なぜ液虚とか水虚と呼ばないのかは後に説明する），津液の巡りが悪い状態を痰飲とか水滞などと呼ぶ。陰虚の治療は補陰あるいは滋陰，痰飲であり，水滞の治療は利水である。痰と飲と水滞がどう違うか，など言う議論は趣味の領域に属するが，もともとこれはインドアーユルヴェーダ医学のトリドーシャ学説に出てくるバータ（風），ピッタ（胆汁），カッパ（痰）の内のカッパという概念の翻訳であって，それがまず仏教医学に，次いで中国医学に取り込まれ時代的変遷が…以下略（私も

あんまりよくわかっていない)。

　とまあこんな具合に，合間合間に中医学の説明を挟んでいくわけだが，この辺で食道疾患に話を戻す。

食道

　胸焼けがそれほどなくて，なんか喉につかえる，という人は，昔から半夏厚朴湯（半夏・茯苓・生姜・厚朴・蘇葉）を用いる。もちろん，癌が痞えている，という場合ではない。内視鏡で覗いてみても何にもないが，本人はどうも喉から胸に掛けて痞えた感じが取れない，というときである。出典である『金匱要略』には「女性が，あぶった肉片が喉につかえるような感じを訴える時，この薬を使う」という謎めいた解説がなされている。現代では，これは咽喉頭異常感症，精神科で言う「ヒステリー球」のことと解釈されている。実際抑うつが強い身体表現性障害の人に良く使用される。漢方の抗うつ薬の一つとも解釈できる。この薬には誤嚥性肺炎予防薬としての別の使い方もあるがそれは後述する。半夏，厚朴，蘇葉が理気薬であり，気を巡らせる。茯苓は津液を巡らせる。生姜は消化薬である。

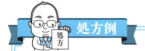

ツムラ半夏厚朴湯3包毎食後。まず2週間試す。症状が軽減したら2包朝夕食後にして2か月ほど引っ張って止める。ただ止めると再発する人は結構いる。

胸焼け

ともかく胸焼けが酷い，という人には三黄瀉心湯を使う。三黄瀉心湯は大黄・黄連・黄芩からなり，構成生薬の全てが清熱薬である。先ほどの半夏瀉心湯と併せたらよい。ご存じの通り大黄は瀉下薬でもあるから，少し便が緩くなる。それと，この薬は苦い。苦くて飲めない，という向きには少し成分は異なるが，コタローという会社が出している黄連解毒湯（黄芩・黄連・黄柏・梔子）カプセルで代用したらよい。この方剤の構成生薬も，全て清熱薬である。

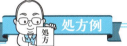

> ツムラ三黄瀉心湯3包毎食後，あるいはコタロー黄連解毒湯6カプセル毎食後。いずれも症状が酷い人は食前がよい。1週間で症状が改善したら朝夕2回に減らし，4週間ぐらいで止める。ただしこれも再発例は多い。

このように，GERD か NERD かというのは，漢方診療をやる上ではあまり関係がない。症状が胸焼けなのか，胸の痞えなのかという方が大事である。

胃食道逆流

しかし漢方薬の効果が実際に検査所見として捉えられる場合もある。胃食道逆流が改善されるのを，実際に造影検査で私が確認したというのが茯苓飲合半夏厚朴湯（茯苓・朮・人参・陳皮・厚朴・枳実・半夏・紫蘇葉・生姜）である。茯苓飲という薬と半夏厚朴湯を合わせものだ。朮は日本では主に蒼朮，すなわちホソバオケラの根を使う。理気薬である。陳皮，厚朴，枳実，紫蘇葉全て理気薬，半夏も理気薬。理気薬てんこ盛りで気滞を動かす。ダウン症の末期で経管栄養で胃に流し込んだミルクがチャプチャプと喉に溢れてきてしまう人

に，この薬を経管から2週間入れて，前後で造影したら服用後には胃がちゃんと動いてミルクが十二指腸に流れていった。二人試してみたが，二人ともそうだった。拡大研究をやりたいところだが，今の法律では，医者が安易に臨床研究などやると捕まってしまうのでできない。

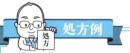

ツムラ茯苓飲合半夏厚朴湯3包毎食後。大体4週間で効果判定する。

胃炎・胃潰瘍

　食道の話が終わったから次は胃。胃炎，胃潰瘍のファーストチョイスはPPIである。PPIで治ってしまう胃炎，胃潰瘍にいちいち漢方薬を出さなくてよい。薬というのは少なければ少ないほどよいので，私はスクラルファートだって出さない。PPIで治るならそれだけ。Simple is the best.

機能性ディスペプシア

　だが functional dyspepsia（FD）となるとそうはいかない。原理的にPPIが効かない。西洋医学の薬はどれもあまりぱっとしない。漢方の出番である。
　食道疾患のところで述べたように，漢方では患者の症状が主なターゲットだ。と言っても，FDはそもそも証候分類である。まさしく症状がターゲットとなる。だからこういうのは，漢方のよい適応なのである。
　FDの主な症状と言えば，胃もたれ，胃痛，胃の灼熱感だろう。簡単に言ってしまう。胃もたれは六君子湯で，胃痛は安中散で，胃の灼熱感は黄連湯である。症状が重なるなら，それぞれ合方したらよい。面倒くさがり屋の人は，そう覚える。

六君子湯は近頃有名だが，半夏・茯苓・人参・朮・陳皮・大棗・甘草・生姜という，これまで出て来た生薬ばかりでできている。8種類の生薬からなるのになぜ六君子湯なのかというと，大棗，生姜が数に入らないからである。どうもこの二つは，この方剤の構成生薬というより，薬を消化吸収しやすくする補助のような位置づけらしい。朮というのは，蒼朮（ホソバオケラ）を使っているメーカーと白朮（オケラ）を使うメーカーがある。歴史的には白朮が正しいそうだが，エキス剤でそんなに作用が変わるわけではない。一応，蒼朮は理気化痰，つまり気と津液を巡らせる作用が優れ，白朮は健脾理気，つまり胃腸薬として優れているとされる。ともかく，胃もたれのファーストチョイスは六君子湯である。

> **処方例**
>
> ツムラ六君子湯（蒼朮使用）ないしコタロー六君子湯（白朮を使用している）3包毎食前。胃もたれの薬だから，食前の方がよい。ただし飲み忘れたら食後に飲むよう指導する。そうしないと，患者は「食前に飲み忘れたから飲めない」と思ってしまう。飲まないものは絶対に効かない。大体2週間ぐらいで効果判定する。

　ちなみにまた脱線するが，なぜツムラというメーカーは何でもかんでも蒼朮を使うのだろうか。私が聞いた噂では，ツムラが最初にエキス剤を作ったときにアドバイスした漢方医が白朮を嫌ったという話である。白朮は臭いから，というのだ。本当はどうなのだ，とツムラのMRに訊いても一人として事情を知っている人は居ない。まあ，オケラ（白朮）とホソバオケラ（蒼朮），エキス剤にしてしまえばどっちだってたいして変わらないとは言え，専門業者なのだから本当は拘って欲しかった。

胃もたれのセカンドチョイス

さて、話を元に戻して、ファーストチョイスでなんでもうまくいくかというと、そうはいかない。六君子湯で胃もたれが改善しなかったら、既に登場した半夏瀉心湯を使ってみる。それでも駄目だったら、四逆散（柴胡・芍薬・枳実・甘草）という方剤がある。四逆散を使うときは、ストレスが絡んでいないかどうか良く問診してみるとよい。単なる胃もたれというより、ストレスで胃が張って苦しいというのが四逆散の適応症である。

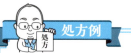

ツムラ四逆散3包毎食後。この効果判定は難しい。というのは、効くときは1週間くらいで効くが、原因となるストレスが強いときはなかなか効かない。ストレッサーとなる要因が解決するまで、朝夕分2で長期間引っ張ることもある。

五臓六腑

ここでまたちょっと脇道に逸れて、中医学の話をする。というより、この本は漢方・中医学の本であるから、むしろ本来はこちらが本筋なのである。四逆散というのは、肝火犯胃の薬である。そう言う中医学用語は出さない約束は…していない。肝火犯胃を説明するには、肝火を説明しなければならないし、そのためには肝と火を説明しなければならない。したがって、この脇道はだいぶ長くなる。

中医学では、主な臓器に五臓と六腑があるとする。五臓は心臓、肝臓、脾臓、肺臓、腎臓。六腑は胃、小腸、大腸、胆嚢、膀胱、三焦である。

このうち三焦、胆嚢を除いた六腑は西洋医学とほぼ概念が一致するのでわか

りやすい。全て管腔臓器である。三焦は体幹そのもので，横隔膜より上を上焦，骨盤腔から下を下焦，その中間を中焦という。胆囊はやっかいである。『霊枢（れいすう）』には胆汁を貯めるという当たり前のことが書いてあるが『素問（そもん）』には「決断を司る」とあって何を意味するのかよくわからない。脳の機能の一部なのかもしれない（胆が据わっている，というのはそこから来た言葉だ）。ん？ 霊枢，素問とは何かだって。これは『黄帝内経（こうていだいけい）』というめちゃくちゃ古い本の一部で，中医学の基本概念は皆この本に由来することになっているのだが，もともと一冊の本というより雑多な論文を集めたものなので，内容はかなり錯綜している。まあ，どのみち紀元前に書かれた本だからねえ……。ちなみに現代中医薬大学の基本テキストである『中医基礎理論』（たにぐち書店）では胆囊は胆汁を貯めるところだと，西洋医学と同じ理解になっていて，素問にある「決断を主る」話は出てこない。さすがにもう古いと考えたのだろうか。

五臓

さて，五臓の概念はさらにわかりにくい。西洋医学の臓器概念とは相当異なっている。だが人間には主要な臓器として五臓があるというのは，二千年来変わらない中医学の基本概念であり続けた。それを大まかに説明すると次のようになる。

心臓

意識（神）に関係し，思惟活動を主（つかさど）り，血脈を主る。「血脈を主る」だけが西洋医学と共通するが，血液循環が正常であってこそ意識があり，意識があるからこそ思惟活動が可能である，と考えたのかもしれない。心の機能が衰えた状態は心気虚である。心で血虚になったら，心血虚である。ちなみに五臓と六腑には対応があって（専門用語では，「表裏をなす」と言う），心は小腸と対応する。この「心と小腸が表裏をなす」というのは，昔から私にはさっぱりわからない。いったい何を言いたいのだろうか。何を言いたいのかわからなくても取り敢えず30年漢方医をやって来れたので，これはあんまり気にしなくてもよいかもしれない。

肺臓

呼吸によって天の気を取り入れ（魄(こん)を蔵するという），胃が取り入れた飲食の気と併せて全身に送る。また津液を全身に巡らせる機能も持つ。肺の機能が衰えた状態は，肺気虚。肺は大腸と表裏をなす。これは多分津液の出納をめぐってのことだと思われる。

肝臓

情動，自律神経系の中枢である（魂(はく)を蔵するという）。自律神経系を介して全身の血流量の調節も行う。視覚にも関係する。つまり，「動物的な脳」の部分である。原始的ではあるが，生存に欠かせない。肝は機能調節が仕事だから，肝気虚という言葉はあまり用いない。機能調節がうまくいかない状態を，肝気鬱結という。肝臓は胆嚢と表裏をなす。

脾臓

実は，今で言う膵臓の機能を指し，消化吸収機能全般を指している。古代解剖学では，膵臓は大網や内臓脂肪に隠れて発見できなかった。それで，脾臓が消化管の調節をしていると考えたようだ。ちゃんと食べられないと，頭も鈍る。そこで，脾臓は意を蔵すると言われる。消化吸収機能が衰えたら，脾気虚。脾臓は胃と表裏をなす。皮肉混じりだが，脾臓は確かに解剖学的に胃と表裏をなしている。ほとんどぴったりくっついている。それで昔の人は，脾臓が胃をコントロールしていると思ってしまったのだろう。

腎臓

生命の根源である精を蔵し，生殖を主り，また水分代謝を主る。精はgenomeと考えて差し支えない。Gene expression の仕組みそのものが腎である。それがなぜ水分代謝を主るかって？　そりゃ，昔の人の頭で考えなければ行けない。今だって生殖と排尿を「泌尿器」としてひとくくりにするわけだ。古代の人も解剖をした。そうしたら，あれとこれはどうも一緒になってるぞ，っていうわけ。腎の病態には腎陽虚と腎陰虚がある。元気で全身を温める力が弱ったものが腎陽虚，腎に充分な津液が巡らず，身体がかさかさしてくるのが腎陰虚。腎臓は膀胱と表裏をなす。

余談だが，昔は右の腎臓を命門と呼んだ。それで，腎と命門はどう違うかという議論がかまびすしかった。今左右の腎臓を区別する人は居ない。ただ鍼灸で使われる経穴の名前として，命門穴というのが残っている。

脳

脳はどこへ行った，と言いたくなる人がいるだろう。脳は，髄，骨，脈，女子胞（子宮）と一緒に「奇恒の府」というものに分類されている。昔の人は，脳をみてもそれが何をしているのかよくわからなかったようだ。まあそうだろう，他とのつながりを示すものがわかりにくいし，切っても灰色の豆腐みたいなものが詰まっているだけだから。中医学でも清代になると西洋医学の影響が入ってきて，王清任などは「脳虚」という概念を用いているのだが，結局定着しなかった。

五行論

六腑は時代的に変遷が激しく，無理やり今の形に纏めたという線が濃厚だ。だが五臓（心，肝，脾，肺，腎）は「五行論」という思想がバックにあり，紀元前に書き始められたと言われている『黄帝内経』から今に到るまで，概ね一致している。中国人は「何が何でも」主要な臓器は五つにしなければ気が済まなかったのだ。

五行論というのは，この世界は木火土金水という五つの要素に還元できるという思想だ。なんだそりゃ？　みたいな話だが，実は古代ギリシャ哲学も，古代インド医学も，似たような見解を示している。これは現代科学における「素粒子」という概念に近い。複雑な天然現象を還元していくと，何らかの基本的存在に行き着くという見解である。私は物理が苦手だから，今素粒子がいくつになっているか知らないが，古代人はそれが木火土金水の五つだと考えたのだ。

非科学的ではない。「すべては神の御心のままに」というよりはずっと科学的だ。「この世には基本的な要素と，それを支配する法則がある」という考えだからだ。どんな複雑な自然現象も，何らかの法則に支配されており，その法則を理解すれば自然現象が理解できるはずという，極めて科学的な思想が「五行論」である。その還元要素が木火土金水の五つだったのは，五感（そういえばこの五感の由来も五行論だ）を頼りに物事を観察するしかない古代人に

とっては，ごく自然だったと言える。なんで五臓なんだ！　と言いたくなる気持ちはわかるが，人類の科学的探求の営みを反映したものとして，ここは理解して欲しい。

肝火犯胃

　はい，横道終わり。長い横道だった。だが本書はもともと漢方の本なので，こういう話は横道ではない。ともあれ，これでやっと肝の説明ができた。情動と自律神経系の中枢だ。では肝火とは何か。感情が高ぶり，興奮して，自律神経失調を起こしているということである。肝火犯胃とは，その結果として，胃に変調を来したということなのである。

　ストレスや感情の乱れが胃に変調を来したと簡単に説明しろよ！　というつっこみはわかる。だが五臓はいずれあちこちで出てくる。ある程度まとめて説明してしまいたかったのである。

　まあともかく，その肝火犯胃の薬が四逆散（しぎゃくさん）なのだ。柴胡と芍薬で肝の失調を鎮めて，枳実で胃を動かし，甘草で調和を計る。だから，ストレスが強く絡んでいるFDなら四逆散をファーストチョイスにしてもよい。

胃がん

　胃がんを漢方で治せるか。中医学の症例報告の中には，手術不能の胃がんに対して中医学を用いて，驚異的な好成績を収めたというものがたくさんある。完治したというものはないが，非常に進行した症例で長期間高いQOLを保った例が多数報告されている。おそらく，何らかの治療意義はあるのではないかと著者は考えているが，充分なエビデンスはないのでここでは論じない。対処療法的には，癌が進行して食欲減少が著しい場合に，六君子湯を試してみてもよい。なお，癌に対する中医学の成果は最近中国から『中医オンコロジー』という本にまとめられ，邦訳も出ている（『中医オンコロジー』平崎能朗訳，東洋学術出版社）ので興味がある方はそちらを参照いただきたい。

胃が冷える

　さて，FDとして西洋医学で普通挙げられる症状はそのぐらいだが，もう一つ，「胃が冷える」という症状がある。これはなぜか西洋医学のFDの症状の中には挙がってこないのだが，冷房の中にいると胃が冷えて下痢をする，という人は結構いる。西洋医学だと過敏性腸症候群の方に入るのかもしれないが，話を良く聴いていると，どうも胃の症状である。これは人参湯（人参・甘草・朮・乾姜）を使う。人参湯ができた時代は，蒼朮と白朮の区別はなかったらしいが，ここで使う朮は，使用目標からして絶対白朮であるべきだ。コタロー，クラシエなどの製品を用いるとよい。全て脾胃を温め，その働きを強める生薬からなっている。脾臓がspleenではないことは先ほどよく説明したとおりである。

> **処方例**
>
> コタロー人参湯3包毎食後，できるだけ熱湯に溶いて温服。治療はじっくりやる。4週間ぐらいで効果が出て来たら2, 3か月引っ張る。そこまで粘って効かないのなら，効かないのである。

　その他，胃にはMALTリンパ腫だとか，粘膜下腫瘍だとかがあるが，どう考えても西洋医学の独壇場なので，以下は省略する。ただ，平胃散（朮・厚朴・陳皮・大棗・生姜・甘草）だけは日頃自分が愛用しているので触れておきたい。これは単に，胃腸薬である。食べ過ぎたとき，あるいはさして食べ過ぎてもいないのに胃の具合がよろしくないとき，頓服すればよい。平胃散について「これは如何なる薬であろうか」と思い悩む必要は全くない。胃薬である。太田胃散とか，SM散と同じように考えればよい。どうも胃もたれがするという患者に，SM散を出そうと平胃散を出そうと，正直どちらでもよろしい。私には，六君子湯より良く効く。一度に2包飲んで後は忘れてしまう。つらつら

思うに，こういう薬に大袈裟なエビデンスは必要ない。日頃愛用して，それで胃の具合がよければよいのである。連用していけないというわけではないが，私は胃の具合が悪いときだけ飲んでいる。

腸疾患

最近は小腸腫瘍とか小腸出血など，小腸にも色々な病気があることがわかってきたが，その実態が明らかになりつつあるところなので，漢方を使ったらどうなったという報告は見当たらない。腸疾患で一番漢方をよく使うのは，なんと言っても過敏性腸症候群（IBS）と便秘，それと痔である。

過敏性腸症候群

過敏性腸症候群（IBS）にも色々な分類があるが，おおざっぱに便秘型と下痢型，及びその混合型に分かれる。漢方は，いずれにも良く奏効する。

まず便秘型。食べても食べなくても腹が張ってガスが湧き，便が思うようにでない。誰でもすぐ思いつくのは大建中湯（乾姜・人参・蜀椒・膠飴）だろうし，実際それが正解である。原典である『金匱要略』には，如何にもイレウ

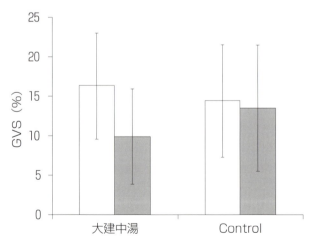

図2　大建中湯によって腸管ガス（SVG）が減少した

スを思わせるような所見が記載されているが，イレウスでなくても腹が張ってガスが溜まれば大建中湯を使って差し支えない。大建中湯には腹部術後早期の腸管蠕動機能改善に関する二重盲検ランダム化比較試験が存在する［J Am Coll Surg.2015;221(2):571-8.］。

また，高齢者の便秘に大建中湯を使ったところ腸管ガスが有意に減少したというRCTは著者らが出した（図2）［Evid-Based Complement and Altenat Med.2014.2014;231258.］。

> **処方例**
>
> 大建中湯6包毎食後。温服のこと。あるいは，腹満が強いときは一度に6～9包ぐらい一気飲みしてもよい。昔の度量衡を勘案すると，原典の量はそれくらいになるからだ。効果判定は4週間後。一気飲みしたときの効果は1時間後くらいに現れる。おならが出て腹が楽になる。

S字結腸

なんでも大建中湯を使えば腸の動きは良くなるのか。もちろん，そうはいかない。私が経験した症例で，80代男性のS字結腸過長症というのがある。その名の通り，S字結腸が長すぎて，便が滞留してしまうのだ。この人はもうベッド上で寝たり起きたりの生活だったが，毎日午後になるとS字結腸がプーッと膨れてきて，本人も苦しがる。毎日ブジーを入れてやったり浣腸したりと，四苦八苦していた。大建中湯を出してもぱっとしない。その他，ガスコンだの各種下剤だの，思いつく限りの薬を併せたがさっぱりだ。大病院の消化器科に相談しても，S字結腸が長すぎるのだからどうにもならないという。うーんと考えて，麻子仁丸を昼と夕方に出してみた。昼過ぎから膨れてくるからだ。そうしたら，ガスがスムーズに出て，浣腸は週に一度くらいで良くなった。

麻子仁丸（麻子仁・大黄・芍薬・枳実・厚朴・杏仁を煉蜜で練って丸剤にしたもの。ただし日本漢方のエキス剤には蜂蜜が入っていない）は，ご覧の通

り大黄が入っているのだから，排便効果があるのは当たり前じゃないかと思うかもしれないが，芍薬，枳実，厚朴，杏仁を加えたことで，腸管の蠕動運動を正常化させ，ガスや便をスムーズに下に動かす作用を併せ持っている。麻子仁は麻の種だが，その油が排便を促すとされる。前著『高齢者のための漢方診療』でも紹介したが，香港バプティスト大学のCheng Chung-Wahらにより慢性便秘について優れた二重盲検ランダム化比較試験が行われている［Am J Gastroenterol.2011;106(1):120-9.］。麻子仁丸は，高齢者のありとあらゆる便秘に対してファーストチョイスで使えるので，ぜひ自家薬籠中に加えていただきたい。

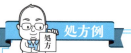

ツムラ麻子仁丸2包朝夕食前ないし眠前（一度に2包飲む）。効果は翌朝現れる。下剤だから，2週間飲まないと効かないというのでは意味がない。ただし効いているのは飲んでいるうちだけである。これは他の下剤と変わらない。一包で充分な人もいる。

下痢

　便秘型のIBSに大建中湯なら下痢型は？　クイズではないが，小建中湯である。食べるとすぐお腹がきりきりして，トイレに駆け込みたくなる人。小建中湯がよい。小建中湯（芍薬・桂枝・大棗・生姜・甘草・膠飴）は芍薬が主役である。芍薬には強力な筋弛緩作用があり，これは甘草と共に使うと更に増強される。この作用は横紋筋，平滑筋共に有効であり，ここでは腸管の平滑筋を弛緩させるのに使われている。ところで芍薬と甘草と言えばもちろん芍薬甘草湯であって，こむら返りの特効薬であるのはご存じの方も多いだろう。小建中湯はそれを含んでいるのだ。

> **処方例**
>
> ツムラ小建中湯6包毎食後。食前に飲むと，薬自体が刺激になってごろごろし始める人もいるので，食後がいい。なるべく温服のこと。

　ところで，大建中湯，小建中湯共に膠飴（こうい）を含む。米か麦で作った飴だが，なんでこんなものが薬になっているのだろうか。中薬学の本を紐解くと，膠飴は滋養強壮，健胃，鎮痛，鎮咳に効くと書いてあるが，私は違うのではないかと考えている。大建中湯，小建中湯どちらも消化吸収が阻害される病態に用いる。消化管が正常に栄養を吸収できないのだ。今と違って，中心静脈栄養をするわけにもいかない。そこで，取り敢えずの栄養源になる，吸収しやすい飴を入れたというのが私の推測である。

　変わり種もある。桂枝加芍薬大黄湯（けいしかしゃくやくだいおうとう）。構成をみると，芍薬・桂枝・生姜・大棗・甘草・大黄だから，先ほどの小建中湯から飴を抜いて大黄を加えたのである。小建中湯から飴を抜いたのは桂枝加芍薬湯（けいしかしゃくやくとう）と呼ばれるから，それに大黄を加えたと言ってもいい。飴を除いたのは，私の考えでは，筋弛緩作用をシャープに効かせるためである。方剤は，シンプルなものほど本来の効果が強く出るのだ。つまり桂枝加芍薬湯は，腸管を強力に弛緩させる薬だということになる。すると，そこに大黄が入ってくるのは，一見矛盾していることになる。この方剤は「大実痛するもの」に使うことになっている。腸管はきりきりと不規則に収縮しているが，きちんと排便させる方向に蠕動がうまく働いていない。きりきり痛むばかりで便が出ない。便秘なのだ。そこで，桂枝加芍薬湯で取り敢えず腸管の不規則な収縮を緩め，大黄で排便を促すのである。そんなに都合良くことが運ぶのかと訝る向きもあろうが，逆に言うとこういうちょっと難しいIBSというのは確かにあって，漢方を上手に使うと重宝する。

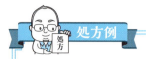

> ツムラ桂枝加芍薬大黄湯，まず朝夕食後で1週間試してみて，調子が良ければ1か月ほど続ける。1週間で効果が無ければ毎食後に増量して更に2週間試す。それで効かないときは効かない。

便秘

　便秘でお困りの人は女性を中心に大変多いだろうが，先ほどの麻子仁丸を試してみると大抵は解決する。この便秘は中医学で弁証するとどーたらこーたら，などということは考えなくて済む便利な薬なので，取り敢えず麻子仁丸を試してみたらよい。

女性の便秘

　月経に伴って便秘になるという女性も多い。これは桃核承気湯(とうかくじょうきとう)の適応である。桃核承気湯の構成生薬は桃仁(とうにん)・桂枝・芒硝(ぼうしょう)・大黄・甘草で，瀉下剤として芒硝，大黄が入るので比較的強い下剤だが，そこに桃仁が加わって先に説明した血の滞り，血瘀に対する治療が加わる。血瘀というのは血が滞るというのだが，実際には女性の月経周期や女性ホルモンの働きに関連が深く，月経困難症とか更年期とか言うのは大抵これが絡んでくる。ちなみに血瘀とはなんぞやという問いに正確に答えるのは非常に困難で，山本巌という優れた漢方医が「要するに血瘀に効く薬で治るのが血瘀なのだ」と言って投げだしたのは有名な話である。血瘀の話は，小川恵子著『女性の漢方―すぐに使えるフローチャート』を読まれたらよろしい。とにかく，血瘀と便秘は切っても切れない関係にあるので，その時は桃核承気湯を使う。

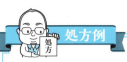

ツムラ桃核承気湯2包朝夕食後ないし眠前一回。効果は翌朝現れる。2包で駄目なら3包毎食後にしてみる。二日飲んで駄目なら効かない。

腹が冷える便秘

　難しいのは腹が冷えて便秘するというタイプである。冷え症で，絶えずお腹が冷える。きりきり痛むのだが，瘦むばかりで便が出ない。先ほど紹介した桂枝加芍薬大黄湯でどうにか出てくれればよいが，お腹の冷えが如何ともしがたい。こういう人には，附子理中湯加大黄という方剤を使う。そのもの自体のエキス剤はないが，理中湯というのは，胃が冷える人に使った人参湯と同じものである。それに附子（トリカブトを加工したもの）の粉末（附子末）と大黄末を加えると，大体この方剤になる。難しいケースだが，もし遭遇したら試みてみるとよい。

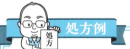

コタロー人参湯3包，三和加工附子末1.5g，大黄末適量（個人によって加減），毎食後。必ず温服のこと。大黄末は便の具合を見て本人に量を調整させる。効果判定は1週間。

高齢者の便秘

　潤腸湯（当帰・地黄・麻子仁・桃仁・杏仁・枳実・厚朴・黄芩・甘草・大黄）を忘れていた。年寄りの便秘で便が硬く乾燥してころころの状態の時に使う。だが現実には，麻子仁丸で大抵用が足りるので，私の臨床で使うことは少ない。便秘して，老人性乾燥症があって，両方一気に一方剤で片付けたい，という虫のよい使い方をする。下剤としての効果は弱いので，便秘のファーストチョイスにはなりにくい。

> **処方例**
> ツムラ潤腸湯2包朝夕食後。これは効果がゆっくりなので，下剤だが2週間ぐらい様子をみる。つまり「全く出ない」人には不向きな薬だ。出ることは出るがちょっぴりしか出ない，というときに考慮する。

痔

痔には乙字湯（柴胡・当帰・黄芩・甘草・升麻・大黄）。柴胡，黄芩，甘草は抗炎症作用があり，当帰は補血活血作用があり血虚血瘀を治療する。升麻は垂れ下がったものを上に持ち上げるので，痔の脱肛などを推定しているのであろうか。大黄はもちろん便を軟らかくして痔の治りを助けるのだが，一方で抗炎症作用や活血作用も併せ持つ。痔瘻が化膿したら通常手術しかないが，排膿散及湯（大棗・枳実・芍薬・桔梗・甘草・生姜）を一時的に試してみてもよい。

> **処方例**
> ツムラ乙字湯2包朝夕食後。3か月ぐらいじっくり治療する。

> **処方例**
> （化膿したものに） ツムラ排膿散及湯3包毎食後2週間。2週間で駄目なら手術を考慮する。

舌痛症

これで食道から肛門まで一通り解説したことになるが，そう言えば口の中を忘れていた。舌痛症である。舌痛症には，これと決まった方剤がない。Hijikata Yらの論文［Am J Chin Med.2008;36(5):835-47.］という症例報告が出ているから参考にされるとよい。要するに，舌痛症はきちんと中医弁証をしないと治せないし，きちんと弁証してもなかなか手こずる。

肝胆

　消化器領域でも，肝胆道系疾患については，本書では触れないことにする。昔，肝障害に何でもかんでも小柴胡湯を使って間質性肺炎が多発したのは今ではもう半ば忘れ去られているが，ウイルス性肝炎及びその関連疾患は今抗ウイルス薬全盛時代で漢方の出番はない。非代償性肝硬変に補中益気湯や十全大補湯を使うことがあるが，エビデンスに乏しい。胆道閉塞機転があって黄疸を呈している症例で，茵蔯蒿湯を使う医者は少ない。内視鏡的に閉塞を解除する技術が高度に発達している。今後漢方がこの領域で応用される可能性があるとしたらNASHだろうか。まだ報告は見当たらないが，西洋医学でもNASHに対する薬物療法はない。PubMedでNASH traditional Chinese medicineと入れると41本論文が出るが，全て中国からのもので，基礎実験，動物実験である。現状では，基礎分野で研究が進行中というところだろう。

急性胆嚢炎

　そうそう，一つだけ，当然のように著効を示すものがある。急性胆嚢炎の時の芍薬甘草湯である。芍薬甘草湯に平滑筋，横紋筋を問わず強力な筋弛緩作用があるのはよく知られており，胆管にも作用する。したがって，急性胆嚢炎の時の腹痛に使える。短期間だから，低カリウム血症を心配する必要はない。

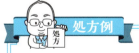
処方例

芍薬甘草湯1回2包，1日3回くらい使えばよい。ブスコパンの頓服と使い方は同じである。

第2章

循環器疾患

心不全

PubMedでcongestive heart failure traditional Chinese medicineと検索すると418本が集まる。すべてが中医学に関する文献ばかりではないが，中国では，心不全治療に本格的に中医学が取り入れられていることがわかる。一方，CHF traditional Japanese medicineを検索してみると，漢方の報告は一本もない。中医学と日本漢方の差は，このように歴然としている。中でも参松養心胶嚢 Shensong Yangxin capsules（SSYX）という中成薬（中国で，中医学に基づいて新しく作られた方剤）に多くの報告があり，double-blind, placebo-controlled, multicenter studyが行われているので紹介しておく。Wang Xらは465名のVPCを頻発するCHFの患者をSSYX群232名とplacebo群233名に分けて12週間介入した。SSXYはVPC頻度，LVEF，NYHA classification, NT-proBNP, 6 MWD, MLHFQ scoresを有意に改善させた［Chin Med J (Engl). 2017;130(14):1639–47.］。

心房細動

Wang Zらは905例のaf患者を含む9本の論文をもとにmeta-analysisを行い，中成薬を組み合わせた群がワーファリン単独よりも血栓症のリスクを68%減らした（risk ratio [RR] 0.32; 95% confidence interval [CI] 0.13–0.78）と報告している［Complement Ther Med.2017;32: 1–10.］。

心筋梗塞

　　Wang Yらは心筋梗塞について10本のシステマティックレビュー，123本のRCT，47本の観察研究，28のcase reportを検討し，死亡率，合併症，心筋壊死に対して有効性を認めたと報告している。中でも丹参（タンジン）注射液，参麦（シェンマイ）注射液，生脈（シェンマイ）注射液のエビデンスが豊富だった。中薬の有効成分を抽出した注射液は，中医学ではごく一般的に用いられている［Chin J Integr Med.2017;23(12):948–955.］。

高血圧

　　本態性高血圧を漢方で治療する積極的意義はないように思うが，中医学の分野ではどんなエビデンスが出ているのだろうか。PubMedでhypertension traditional Chinese medicineと入れて検索するとなんと1,063件もヒットする。もちろん基礎のデータから何からひっくるめてだが，さすがに全部は読めない。Tong X-Lらの［Am J Chinese Med.2013;41:33–42.］という論文があって，これはJiangzhuoqinggan（ジャンツオチンガン）という中成薬とイルベサルタンの比較試験である。これによると，随時血圧ではJiangzhuoqingganはイルベサルタンと同程度の降圧効果を示し，24時間血圧測定では収縮期血圧，拡張期血圧ともイルベサルタンより有意に勝る降圧効果を示したという。この薬について色々調べてみたのだが，中国語では降㆓虫清肝と書き，大黄，釣藤鈎が含まれていることはわかったが，英論文はこれ一本しか出ていなかった。降㆓虫清肝でググってみたが何も見つからず，詳細は不明である。なお，Trial誌によると現在脳卒中の二次予防に関して鍼が降圧効果を示すかどうかのRCTが進行中とのことだが，結果はまだ報告されていない。

　Hypertension, traditional Japanese medicineで検索すると，意外にも104件ヒットした。だが一つ一つタイトルをみると，漢方の話は皆無で，

Japaneseで他の研究が引っかかってきただけだ。Hypertension Kampoで検索したら，月経関連高血圧に桂枝茯苓丸（けいしぶくりょうがん）が効いたという後ろ向きコホートが１本だけ引っかかった［Int J Gynaecol Obstet.2011;114（２）:149-52.］。東京医科歯科大学の報告で，月経関連高血圧の女性77名を生活習慣教育プログラムに参加させた群とそれに桂枝茯苓丸をアドオンした群に分けて比較したところ，桂枝茯苓丸追加群で血圧の有意な低下がみられたという。ただしあくまで後ろ向きコホートである。

　高血圧の治療と言えば，今や血圧が下がるかどうかより（下がらなければお話にならないのだが），それによって心疾患，冠動脈疾患が予防できるか，脳卒中が減るか，という話が大事だ。しかし今回検索した限りでそのような文献は見つけられなかった。このことからすると，少なくとも本態性高血圧について漢方を第一選択にするという可能性はないし，著者もそんな診療はやっていない。高血圧に漢方を用いるとしたら，通常の降圧薬でどうしても血圧コントロールがつかず，かつ二次性高血圧が否定されるケースだけだろう。こういう症例はしばしば心身症的要因を持つことが多いので，この話は心身症の章で扱う。

　以上ざっとみたように，中国では中医学の循環器疾患に対する効果が数多く研究されているが，日本からのエビデンスは皆無に近い。そういうわけで，中国では多くの優れた中医学の循環器病薬が開発されているけれども，日本でエビデンスに基づいて循環器領域に使える漢方薬は一つもないのである。ただし丹参（たんじん）は日本でも生薬として売られている。血瘀を改善し，昔から狭心痛に用いられてきた。また生脈注射液は生脈散（しょうみゃくさん）の有効成分を抽出したものである。生脈散もエキス剤はないが，人参（にんじん），麦門冬（ばくもんどう），五味子（ごみし）からなる方剤で，気と津液の両方が虚したときに用いられる。

　循環器に限らず，いまやどの分野を見ても，日本漢方に比べた中医学の学問的優位性は圧倒的である。PubMedで検索されるのは中国の論文ばかりである。伝統医学に関し，日本は鎖国状態に近いものがあり，drug ragは計り知れない。日本漢方は漢方エキス製剤が保険収載されてこの方新薬は一つも出ず，医学として化石化した感がある。その間中国は陸続と臨床でも基礎でも新知見

を生み出し，新薬を開発しその効果を検証し，英文誌に載せている。だがこうした中西医結合は，我が国にほとんど紹介されていない。そうした内容が理解できる漢方医は皆無である。日本漢方というものは，もう完全に世界では取り残された存在なのだ。

とここまで書いておいて，以上の状況を踏まえた上で，名医の経験談からいくつか方剤を紹介しておく。

EBM

え，散々エビデンスがどうのこうの言っておいて，結局「名医の経験」かよ，エビデンスレベル最低じゃん，と思ったあなた。EBMの5段階をご存じだろうか。EBMは **step 1** から **5** の段階を踏んで臨床のクエスチョンを解決していく方法である（http://spell.umin.jp/EBM.htm）。

Step 1 は問題の定式化。問題を定式化するのに，PICOというやり方がある。patient, intervention, comparison, outcome の略だ。高血圧で，頭痛，めまい，不眠に悩む患者さんに漢方治療を試みるとする。この場合，Pは血圧，頭痛，めまい，不眠，その他所見となる。intervention は漢方治療だ。comparison は高血圧の標準治療となるだろう。outcome は血圧の安定と症状の消失だ。このようにまず問題を定式化するのがEBMの step 1 である。

Step 2 は問題についての情報検索だ。古典から，論文から，教科書から，他の治療者の知見から，関連する情報を集めてくる。その情報は，どこから得てもいい。そこに名医の経験が入っていてももちろん構わない。

ただし情報には必ずバイアスが入るので，批判的吟味が重要だ。その情報の批判的吟味が **step 3** となる。情報には真実，バイアス，偶然が含まれるので，それを見分けていく作業が必要なのだ。RCTのような研究が行われ，統計処理がかけられるのは，偶然をできる限り排除する（言い換えると，偶然性を妥協できる範囲に抑える）ためだ。このための材料が，今伝統医学に一番欠けている部分である。

Step 4 は step 2-3 で得られ，吟味されたエビデンスを患者に適用することとなる。この際，エビデンス，患者の病状や周囲を取り巻く環境，患者の意向や価値観，医療者の臨床経験を考慮しなければならない。

患者の病状を考慮するのは言うまでもないが，患者を取り巻く周囲の状況，例えば経済状態など，あるいはその漢方薬に保険が使えるかどうかなども考慮される。患者の価値観も大事で，医療者の価値観を押し付けてはならない。患者の「物語」(narative) を尊重し，あえてその治療を受けないという選択肢も受け入れるべきである。そして，医療者の臨床経験は，集めてきた情報と，目の前の生身の患者との間に常に存在するギャップを埋めるために重要となる。

こうした営み全体が EBM である。原理的には良心的な医療者が日々行っていることだ。ただ伝統医学に関して言えば，「情報の批判的吟味」をどこまで真摯にやっているかが問題となる。これは何も RCT とか，placebo というに留まらず，例えば今の『傷寒論』は一般にこうだが宋以前は違ったのではないか，とか，もともと附子は発表剤だったのでは，という検討も含まれる。そういうことを真摯に検討することもまた，EBM のうちに含まれるだろう。最後の step 5 は step 1 から 4 のフィードバックである。

というわけで，批判的に吟味しつつ名医の経験を参考にしても，EBM から少しも外れない。

山本巌という医師は，高齢者の NYHA 1 度の心不全に八味地黄丸（乾地黄・山茱萸・山薬・沢瀉・茯苓・牡丹皮・桂枝・附子）を使っている。彼は地黄に強心効果があるのではないかと推論しているが，おそらく附子の強心作用だと思う。三和の加工附子末を足すとよい。

処方例

ツムラ八味地黄丸2包，三和加工附子末2g 朝夕食後。まず2週間処方して反応を見て，よいようであれば八味地黄丸だけにして定期薬に加える。

浮腫

　浮腫を取るということだけであれば，真武湯（茯苓・芍薬・蒼朮・生姜・附子），苓桂朮甘湯（茯苓・桂枝・蒼朮・甘草）がよく使われる。心不全の浮腫でラシックスを使っても効果が今一つであれば真武湯を併用する。茯苓，蒼朮が津液を巡らし，芍薬は活血作用があり，附子は温補腎陽といって，腎の陽気を補う。

> **処方例**
>
> ツムラ真武湯3包，三和加工附子末3g 毎食後。これもまず2週間処方して反応をみる。こちらは浮腫が改善したら止めてよい。また浮腫が酷くなったら再開する。

腎の陽気

　さて，今「腎の陽気を補う」と言った。腎は既に説明したが，陽気とはなんだろうか。陰陽というのは，中国人のものの見方の根本をなす思想である。本質的に，エネルギーポテンシャルが高く，エントロピーが増大する方向性が陽，その反対が陰である。日が陽なら月は陰，昼が陽なら夜は陰，天が陽なら地は陰という具合だ。中医学の腎については既述したが，生命エネルギーの根本をしまっておく場所だ。その根本的な生命エネルギーが無ければ生体は体温維持すら不可能となる。つまり体温維持のための根本的エネルギーは腎にあり，これを腎陽という。附子はこれを補い，身体を温めるというのである。

　古典の記述から左心不全に近いのは，苓甘姜味辛夏仁湯（茯苓・半夏・杏仁・五味子・甘草・乾姜・細辛）である。半

夏，茯苓は化痰といい，津液が停滞しているのを動かす。杏仁，五味子，細辛は止咳薬である。乾姜は温裏といい，身体を内側から温める。この方剤は『金匱要略』に載っていて，「その人形腫るる」を治すとあり，特にラシックスで胸水がうまく退けないときに使う。

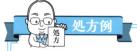
処方例

ツムラ苓甘姜味辛夏仁湯3包毎食後，CTやレントゲンで胸水の量を見ながら2週間試す。

心臓神経症

　心臓神経症は循環器疾患かどうかわからないけれども，頻繁に一般内科で遭遇する病態ではある。例によってエビデンスはないが，漢方が頻用される。ファーストチョイスは柴胡加竜骨牡蛎湯で，特にストレッサーが明らかなものによい。職場で嫌な上司にちくちく言われると胸がどきどきする，などというものである。原典に「胸満煩驚」とあって，胸がいっぱいになってびくびくしている，というのである。

　ちょっとしたことでも驚きやすい，具体的な強いストレスが罹っているわけではないけれども，その人の性格から動悸を覚えるような人は桂枝加竜骨牡蛎湯である。この辺の使い分けは，大雑把に言うと柴胡加竜骨牡蛎湯が肝鬱で桂枝加竜骨牡蛎湯が腎虚なのだが，どちらかというと著者自身の経験から来るものなので，細かい理由はちょっと説明しにくい。

　原因が非常にはっきりしているもので，東日本大震災後のPTSDで動悸を伴ったものには，柴胡桂枝乾姜湯（柴胡・桂枝・括呂根・黄芩・牡蛎・甘草・乾姜）と酸棗仁湯（酸棗仁・茯苓・知母・川芎・甘草）の合方が非常によく効いた。これは後に柴胡桂枝乾姜湯だけにしてRCTを組んで論文化しているが，発端は私自身のPTSDである。あの震災後，夜に余震が来るとが

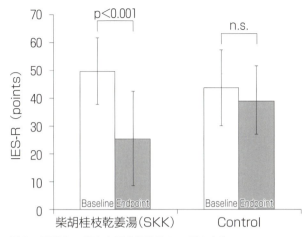

図3 PTSDの程度を示すIES-Rスコアの変化
IES-R scoreはSKK服用群で49.6±11.9から25.5±17.0に有意に改善し，コントロール群では差がなかった。

ばっと飛び起きて胸がどきどきし，冷や汗が出る，そんな日が何か月も続いた。そこで自分なりに弁証して柴胡桂枝乾姜湯と酸棗仁湯を併せて飲んでみたところ，飲んで3日くらいして症状がすうっと落ち着いた。当時は似たような症状の人がいっぱい居たので外来で何人か試してみたら皆具合がよい。そこでストーリーを単純化させるために柴胡桂枝乾姜湯だけでRCTを組んだら見事に当たった（図3）[Evid Based Complement Alternat Med.2014;2014:683293.]。

RCTをやるには単純にしなければならなかったので柴胡桂枝乾姜湯一本で行ったが，実臨床では酸棗仁湯を併せて治療したのである。

PubMedを検索したり，中医学の用語解説が出て来たり，よくわからない本だなあと思う人がいるかもしれない。だが中医学とは，きちんとした学問体系があり，それによって診療，研究，教育がなされていて，そこから既に紹介したような膨大なエビデンスが産まれているものである。EBMに基づいて中医学を解説するのは，何ら矛盾がない。要は，日本の研究レベルが低すぎて，日本で使われる方剤を紹介しようとするとエビデンスが提示できないというだけである。西洋医学を学ぶのに，PubMedを検索したり，基礎のデータを参照したり，名医のクリニカルパールを参考にしたりするのと同じである。

ところで，先ほど陰陽を説明したが，実は陰陽とは表裏寒熱陰陽虚実，という8方向のベクトルからなる概念の一部である。8方向のベクトルなのでこれを八綱弁証という。これも今後あちこちで顔を出すので，いっそのことここで説明してしまう。前著『高齢者のための漢方診療』で「中医学道場」を読まれた方は同じ話だから飛ばしてもらって構わない。

八綱弁証

疾病の状態を虚実，寒熱，表裏，陰陽という四次元で解析するのが八綱弁証である（図4）。

虚というのは，本来備わっている気，血，津液などの機能が低下することである。それぞれ気虚，血虚，陰虚という。虚が足らないのであれば実は充実しているのかと思うとさにあらず，そこに何らかの病因が実在することを意味する。病因を邪といい，外因性の外邪，内因性の内邪，生活習慣などによる不内外因に分かれ

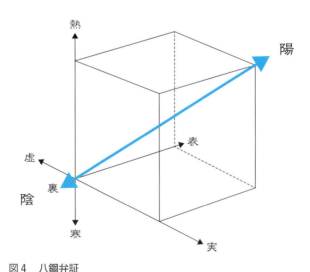

図4　八綱弁証
（岩田健太郎監修，岩崎鋼・高山真著（2017）『高齢者のための漢方診療』丸善出版．99頁より転載・一部改変）

るが，そのいずれにせよ，そこに何か病邪が存在していることが実である。したがって，実は邪実とも呼ばれる。日本の漢方流派の一部には，実とは体力が充実していることと説明するものがあるが，体力が充実していれば問題はないのであって，意味をなさない。またそんな既述をしている古典は中国にも日本にもない。体力が充実していて云々というのは昭和の漢方医らが言い出した作り話である。

　寒熱というのは要するに患者本人が寒気を感じるか，熱を感じるかの違いである。これは疾患の種類に関わることであり，それが時に根本的な治療の違いに繋がることは，後に傷寒（しょうかん）と温病（うんびょう）の違いとして感染症の章で述べる。

　表裏は疾病の進行状態を表す。疾病が初期であって，非特異的免疫で抑えられる程度のものは表である。進行して臓器に異変が生じるのは裏である。表裏は相対的であって，例えば鼻風邪が表なら咽頭炎は比較的裏，気管支炎は更に裏，肺炎はもっとも裏である。癌は初めから裏に生じる疾患である。

　陰陽は既に説明したが，非常に総合的な概念である。一般に自然現象全てにおいて，エネルギーポテンシャルが高く，エントロピーが増大する方向性を陽といい，その逆を陰という。昼が陽なら夜が陰，太陽が陽なら月が陰，天が陽なら地が陰。これを気，血，津液に応用すると，気に比べて血は物質であるので陰，津液は液体であってそれ自身動く力はないからもっとも陰となる。だから津液の虚を陰虚と呼ぶのである。陰陽を鑑別してもすぐ治療法が決まるわけではないが，陰陽を間違えると根本から診断を誤る。

第3章
内分泌と代謝

内分泌も，事情は循環器と同様である．得られるエビデンスのほとんどは中医学のものであって，そこで使用されている中成薬は日本では使用できない．PubMed で hyperthyroid traditional Chinese medicine は50本，hypothyroid traditional Chinese medicine は28本．対するに hyperthyroid traditional Japanese medicine で漢方の論文は0，hypothyroid traditional Japanese medicine も0である．

Luo H らは亜急性甲状腺炎について21本の RCT のシステマティックレビューを行って，中医学はプレドニゾロンと NSAIDS の治療に対して発熱，甲状腺の痛み，甲状腺機能の改善について有意差を示したと報告しているが，日本で使えるものはない［J Tradit Chin Med.2014;34(3):243-53.］．

唯一日本でも応用できるかもしれない知見として，加味逍遙散に貝母と牡蛎を加えたものが甲状腺機能亢進症に有効だったという一例報告がある［J Altern Complement Med.2010;16(11):1217-20.］．

エキス剤なら加味逍遙散に柴胡加竜骨牡蠣湯を組み合わせると近いものになるだろう．ただし一例報告に過ぎないからそのつもりで．処方例はあえて挙げない．私は試したことがないからである．

Low T3 症候群というのがある．fT4は正常でも fT3が低く，患者は大抵疲れやすさを訴える．西洋医学的には治療の方法がなく，漢方では慣習的に補中益気湯を用いる．気虚の一種だからである．1日2回，朝夕食後で2，3か月引っ張ると元気が出るという人がいる．ただし，なんのデータもない．補中益気湯については呼吸器の章で詳しく触れる．

Pubmed で Addison's disease traditional Chinese medicine を検索

した結果は0だった。Addison病に中医学が効くというエビデンスはない。またクッシング症候群（クッシング病を含む）でも漢方ないし中医学が効くという臨床的エビデンスはない。

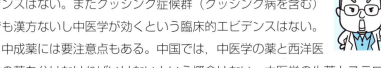

中成薬には要注意点もある。中国では，中医学の薬と西洋医学の薬を分けなければいけないという概念はない。中医学の生薬とステロイドを混ぜた薬がたくさん売られている。そういうOTCの多くに死亡や集中治療室での治療が必要になるような重篤な有害事象が見られたことを香港のChong Y.K.らが報告している［Hong Kong Med J.2015;21（5）:411-6.］。

ところで…。

内分泌疾患というのは，漢方をやるものにとっては要注意である。私はどこそこで甲状腺機能亢進症と診断されたのですが，と言ってきてくれる患者はよい。毎晩動悸がして眠れず，どこの医者でも異常はないと言われるので，と言って来た初診が甲状腺機能亢進症だったことがある。痩せたいという主訴の患者がクッシングだったこともある。私の一番取り返しの付かない失敗は，ああでもない，こうでもないと不定愁訴を並べてくる老婆を相手に，あの手この手の漢方薬を出して1年あまり経ったら，ある時患者の頸が大きく腫れていたというものである。漢方医は常に全身をみるなどというのは真っ赤な嘘で，その時私はその患者の脈を診て，舌を見て，腹は触ったが頸は見ていなかった。時遅し，進行した甲状腺癌だったのである。裁判沙汰になったわけではないが，患者から「何時も通ってきていたのだから，もっと早く気がついて欲しかった」と言われ，二の句が継げなかった。

患者というものは，私は何々病ですという看板を背負ってくるわけではないから，それとは知らずいたずらに漢方診療をしていると，痛い目に遭う。漢方外来を名乗るほどのものであれば，通り一遍の内分泌疾患には日頃から目を通し，おや？　と思うものを見過ごさない心構えが必要なのである。

糖尿病

　　Diabetes mellitus traditional Chinese medicine と PubMed 検索を掛けると1,339件もヒットする。そこに RCT を掛けると11件になるが，例によって中成薬のデータがすべてで，日本で使える薬はない。唯一，気功法の研究が注目される。Putiri AL らはシステマティックレビューの結果から気功は二型糖尿病に有効と結論付けている［Medicines (Basel).2017; 4（3）.pii:E59.］。

　なおここでいう気功とはいわゆる内気功であって，太極拳などである。

　中成薬としては，pre-diabetes の患者に対する金耆降糖片（黄連，黄耆，金銀花，JinQi-Jiangtang tablets）の RCT が見つかった。400名の pre-diabetes の患者を金耆降糖片群と placebo 群にランダムに分け，12か月投与したのちさらに12か月経過を追跡した。Final endpoint は糖尿病発生率，悪化率であり，そのほか耐糖能，インスリン抵抗性，HbA1c，Short Form 36 Health Survey Questionnaire (SF-36) を見ている。金耆降糖片は有意に糖尿病の発症を減少させ，悪化率も低かった。cost-effectiveness ratio 及び the incremental cost-effectiveness ratio は12か月介入終了時点，24か月観察終了時点とも共に金耆降糖片群が良好だった［Trials.2015;16:496.］。

　Diabetes mellitus traditional Japanese medicine では90数件出てくるが，内容はほとんど漢方と関係ない。試みに diabetes mellitus Kampo とやったら基礎研究ばかり 38件ヒットした。RCT はおろか，case series すらない。要するに糖尿病に関して臨床的エビデンスのある漢方薬はない。すべて基礎実験，動物実験中のものばかりである。

　そうした状況を踏まえた上で，日本では糖尿病性神経症による痺れ，疼痛に牛車腎気丸（乾地黄・山薬・沢瀉・牡丹皮・山茱萸・茯苓・牛膝・車前子・桂枝・附子・煉蜜）が良く用いられていることを紹介しておく。著者も試みることがあるが，反応は「効いたり効かなかったり」である。「効かないのは証が違うのだ」という反論にはうんざりする。漢方・中医学を30年やってきた著

者が，今さら糖尿病性神経症の弁証ができないわけではない。

牛車腎気丸は，構成生薬を見ればわかるとおり，前述の八味地黄丸に牛膝と車前子を足したものである。牛膝は補腎薬，車前子は利水剤で津液の巡りをよくするのだが，もともと八味地黄丸自体補腎薬で沢瀉や茯苓などの利水薬を含むので，この二つの方剤の方意はほとんど変わらない。牛膝と車前子で八味地黄丸の効果をやや強めた方剤と考えればよい。

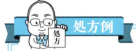

ツムラ牛車腎気丸2包，三和加工附子末2g朝夕食後。これはまず4週間試す。少しでもよいようならもう1か月続ける。大体2か月やって，どうもさっぱりというときは効かないので止める。

肥満

Obesity traditional Chinese medicine で PubMed 検索すると492件出てきたが，さらに RCT を掛けるとすべて消えてしまった。注意を引いたのは Fang S らの論文 [Am J Chin Med.2017;45(2):239-54.] で，1,808症例を含む23本の研究のメタアナリシスから，彼らは鍼治療により平均して BMI が1.74減少すると結論付けている。

日本ではしばしば防風通聖散が肥満治療の目的で用いられるが，PubMed で bohutsusyosan と入れて出て来る臨床データは体重減少ではなく，肥満者の血圧を下げるというものであった [Atherosclerosis.2015;240(1):297-304.]。ところで防風通聖散といえばやせ薬のように思われているが，本来は呼吸器感染症に用いられた。悪寒発熱し，鼻が詰まり，咽頭痛がして咳や粘った痰が出る場合，つまり鼻から喉，気管支にかけて広く炎症が及ぶ場合に使う薬であり，一時的な使用が前提となっている。これをやせ薬として長期に使って間質性肺

炎になったという報告が相次いでいるが，本来の使用目的からはかけ離れていると言わざるを得ない。OTCとしても広く販売されているが，間質性肺炎のリスクを考えると望ましいことではない。

そもそも，私は肥満なのだが，自分のダイエットにはローカーボ，つまり炭水化物を絶つのが一番良く効いた。これはあれよあれよという間に痩せてくる。その代わり，困ったことに食費が嵩む。主食を食べなければ，おかずをもう一品追加しないことには腹が納まらないからである。外来で，「何か痩せる薬はないか」と言ってくる患者には，私は「薬で痩せようと思う人は，痩せませんね」と冷たく言い放つことにしている。それが事実だからだ。痩せたければ食事を工夫して，運動しなさい。それしかない。

脂質異常症

中国からは脂必泰(ジンビタイ)という中成薬が中等度から高度の心血管系疾患リスクを有する患者で血中コレステロール濃度を有意に減少させたという論文が出ているが [Atherosclerosis.2010;211:237-41.]，著者は脂質異常症に漢方を試したことはない。それどころか，最近のエビデンスによれば，他にリスクファクターのない脂質異常症で，単にLDLコレステロールが高いだけの日本人に，薬物治療をする意味はほとんどないことがわかっている。

低〜中リスクの日本人患者において食事療法を対象としてプラバスタチンの心血管イベント1次予防効果を検証したMEGAスタディによると，確かに主要評価項目である冠動脈疾患について統計上有意差はついたが，その実態は5.3年間の冠動脈疾患の発症率が食事療法単独群の2.5%からプラバスタチンを併用すると1.7%に減るという，取るに足らないものである。しかも心血管死と狭心症は減っていない。NNTは119もあって，つまりスタチンの治療で利益を得るのは治療を受けた人ざっと200人に一人程度というのだ（Gノート増刊 vol. 5 no. 2『動脈硬化御三家』羊土社より）。要するに，脂質異常症の1次予防というのは，日本人では殆ど意味がないのである。スタチンは山のよ

うに売られているが，あれは大半が無意味な医療ということになる。**無意味な治療を漢方でやったって無意味である。だからそんなことはしない。**

骨粗鬆症

　著者自身は，骨粗鬆症に漢方を使ったことはない。もちろん骨粗鬆症から来る圧迫骨折の痛みなどの随伴症状にはよく使うが，骨密度を上げる目的で漢方を使った経験はない。

　しかし…。

　この本は，「まずエビデンスを当たってみる」のである。PubMedでtraditional Chinese medicine osteoporosisと入れて検索すると，498件ヒットする（2018.4.6現在）。一番新しいのは骨粗鬆症に対する鍼の効果を見たメタアナリシスだ[Am J Chin Med.2018;46(3):489-513]。これによれば，3,014名の参加者を対象とした35本のRCTをメタアナリシスに掛けた結果，温鍼治療は腰椎と大腿骨の骨密度を有意に高め，血中カルシウム濃度とestradiol濃度を上げ，痛みを軽減させていた。

　これに対して中成薬については，西洋薬と比較した10本のRCTを元にしたmeta-analysisで骨密度の増加については有意ではないが低かったと報告されている[J Clin Densitom.2017;20(4):516-25.]。骨粗鬆症に関しては，どうやら薬より鍼に分がありそうだ。灸に関するsystematic reviewというのもあるが[Plos One.2017;12(6):e0178688.]，これはheterogeneityが強すぎてmeta-analysisができなかったというからあまり参考にはならない。

　Osteoporosis traditional Japanese medicineで検索すると20件ヒットするが漢方の臨床研究は0。Osteoporosis Kampoで検索しても臨床データは0である。毎度愚痴になるが，日本漢方のエビデンス構築の現状は何とも情けなくて言葉が出てこない。というわけで，伝統医学の分野で骨粗鬆症に一番エビデンスが揃っているのは鍼である。通常治療で今一つ効果が出ないという患者は，一度鍼灸院に紹介してみるのがよいだろう。

第4章

腎臓疾患

　　　　ここでいう腎臓というのは，西洋医学における腎臓である。五臓六腑で説明した腎のことではない。例によってまずPubMed検索から始める。kidney traditional Chinese medicine RCTで5件ヒットした。興味を引いたのは，Liu Xの論文［J Ethnopharmacol.2014;151（2）:810-9.］である。このmeta-analysisはちょっと変わっている。Diabetic nephropathyについて調査を行っているのだが，観察項目が何であるかよくわからないのだ。786件の元文献を絞り込んで21件のRCTだけを解析したというのだから，相当厳密に絞り込んでいるのだが，おそらくそれぞれのRCTの観察項目は同じではないに違いない。何らかの複合アウトカムをみているはずなのだが，論文を読んでもそれが何かよくわからない。一方興味深いのは，この解析では21本のRCTについて，それぞれ中医学的にどのタイプの患者を対象にしたかに分けてサブ解析している。すなわち，A．肝腎陰虚，B．気血陰陽両虚，C．脾腎陽虚である。結果として，まずQ値はA 13.18，B 0.25，C 3.27（P＞0.05，I^2＜50%）であり，homogeneityについては問題がなかった。その上で，fixed effect modelを用いて求めたcombined RRとその95%信頼区間はそれぞれA 1.48（1.37–1.60），B 1.19（1.06–1.34），C 1.33（1.19–1.50），Pはいずれも＜0.05であった。すなわちA，B，C三グループとも西洋医学に比べて中医学の結果が有意に上回っていたが，とりわけA．肝腎陰虚群での成績が良かったというのである。それはいいのだが，このcombined RRをどう解釈してよいのか私にはわからない。21本ものRCTだからそれぞれ観察項目は違うのだろう。それを総合する方法がmeta-analysisにあるのだろうか。読者諸賢のご指摘を待つ。

　Kidney traditional Japanese medicineで検索を掛けたら意外や意外，81件もヒットした。もっとも中には漢方とはなんの関係もないものも含まれているし，論文の多くは基礎研究である。81件全てのタイトルを見たが，臨床研

究は1本もなかった。

以上の結果を踏まえて，日本の臨床で比較的よく使われる方剤について触れる（何だか虚しくなってくるが…）。

慢性腎臓病

慢性腎臓病（CKD）でステロイドに抵抗するネフローゼを呈するものによく使われるのは，一貫堂の竜胆瀉肝湯，すなわちコタローの竜胆瀉肝湯である。ツムラにも竜胆瀉肝湯はあるが，それはまるで別の方剤であって急性尿路感染の薬だから注意を要する。一貫堂竜胆瀉肝湯の構成生薬は黄連，黄芩，黄柏，山梔子，当帰，芍薬，川芎，地黄，連翹，薄荷，木通，防風，車前子，竜胆，沢瀉，甘草である。明治時代，森道伯という人が考案した。黄連，黄芩，黄柏，山梔子という黄連解毒湯で清熱作用，つまり抗炎症効果を示し，当帰，芍薬，川芎，地黄，すなわち四物湯が補血活血作用を持つ。連翹，竜胆は清熱作用の補助に，木通，車前子，沢瀉は利水作用，すなわち津液を巡らせる。疲労感が強ければ補中益気湯を併用する。効果判定は日本腎臓学会CKD診療ガイドライン2012に記載されたCKDの重症度分類に基づく。

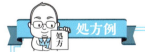

コタロー竜胆瀉肝湯2包朝夕食後。尿アルブミン量，尿タンパク量，eGFRを見ながら半年から1年。

急性腎不全，慢性腎不全による浮腫

急性腎不全，あるいは慢性腎不全の急性増悪で浮腫が酷くなったという場合，漢方では越婢加朮湯（麻黄・生姜・大棗・朮・甘草・石膏）を用いる。この朮は気を動かし津液を巡らせる作用を期待して用いるので，蒼朮がよいだろう。

つまりツムラの製剤を使う。麻黄と石膏の組み合わせが鍵で，これで清熱利湿（炎症を抑え津液を動かす）する。

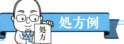

ツムラ越婢加朮湯3包毎食後，3週間。3週間やって駄目なものはそれ以上やっても駄目。

第5章

呼吸器疾患

　ウイルス並びに細菌感染による上気道炎，下気道炎は感染症のところで扱う。そこで六経弁証を説明しなければならないからである。ここではその他の肺疾患，すなわち喘息，COPD，間質性肺炎，気管支拡張症を取り上げる。まず，例によってPubMed検索しよう。

喘息

　Bronchial asthma, traditional Chinese medicine でPubMed検索すると595本も検索される。とても全て読んでは居られないのでRCTを更に追加すると一気に5本に絞り込まれるが，そのうち3本は鍼の論文である。鍼が喘息に有効であることがわかる。非常に興味深いのは，Sanfu acupoint herbal patching（SAHP）が喘息に効果があるかというmeta-analysisだ〔Complement Ther Med.2017;30:40–53.〕。

　Sanfu acupointというが，三伏（サンフー）という名の経穴があるわけではない。これは三伏貼（サンフーチー）といって，中国で昔から行われている冬病夏治の習慣である。すなわち，冬に悪化しやすい喘息などの病を，夏のうちに予防的に治療しようというのである。三伏というのは，夏のもっとも暑い時期，初伏（夏至後の第三の庚の日），中伏（第4の庚の日），末伏（立秋後の最初の庚の日）を言う。この日を選んで，肺に関係する経穴の上に生薬を練ったものを貼り付けるのである。使う生薬は炙白芥子（しゃはくがいし），元胡（げんご），細辛（さいしん），甘遂（かんつい）などで，これらを練ったものを肺輸，心輸，腸輸穴などに塗り込む。未病を治すというわけだが，日本人が聞いたら何かのおまじないのようなものだと思うだろう。だが中国では堂々とRCTが行われ，そのmeta-analysisが出ているのである。3,313症例を含む34本のRCTから，論文は冬病夏治が喘息のコントロールに有効だったと結論づけて

いる。

　なんか，すごくないだろうか。こんなものは，日本なら民間の風習として片付けられてしまう。いちいち科学的に検証するようなものではないとみなされるだろう。それを検証したRCTが34本もあって，そのmeta-analysisをするというところに，私は中国人の計り知れないくそまじめさを感じる。日本人がやっても無駄だと思うことを，中国人は本気でやり，そして，答えを出すのだ。

　このほか，2012年に発表されたmeta-analysisでは304症例を含む6本のRCTを元に中医学治療は西洋医学のみの治療に比べて喘息のコントロールに有効だったと結論づけている（RR: 1.43, 95% CI: 1.10 to 1.87 vs RR: 1.51, 95% CI: 1.09 to 2.08）［J Tradit Chin Med.2012;32(1):12-8.］。

　さて，それではbronchial asthma, traditional Japanese medicine RCTでPubMed検索するとどうなるか。もう皆さん答えはわかっていますね。0です。何も出てきません。一時柴朴湯（さいぼくとう）が盛んに研究されたが，基礎研究と症例報告ばっかりで，結局RCTは行われなかったのである。麦門冬湯（ばくもんどうとう）も0。その他喘息に関して日本漢方のRCTは一切，ない。

　そういう状況であることを前提の上で言うのだが，喘息の寛解期に柴朴湯（柴胡・半夏・茯苓・黄芩・大棗・人参・厚朴・甘草・蘇葉・生姜）を使うのは悪いことではない。これは生薬構成を見ればすぐわかるとおり，小柴胡湯と半夏厚朴湯の合方である。小柴胡湯が炎症を抑え，半夏厚朴湯が気管支を拡張させるのだ。ステロイドにβ刺激薬を併せたようなものであって，理に適っている。発作時は小青竜湯（しょうせいりゅうとう）（半夏・麻黄・芍薬・桂枝・細辛・乾姜・甘草・五味子（ごみし））だ。これはβ刺激薬の頓服のようなもので，一時的な気管支拡張作用がある。麻黄，芍薬，甘草に気管支拡張作用，平滑筋弛緩作用があり，半夏に

鎮咳作用がある。咳喘息のようなタイプであれば未だに西洋医学でも四苦八苦するので，これに麻杏甘石湯（石膏・麻黄・杏仁・甘草）を併せればよい。この４種の生薬の組み合わせは強力な抗炎症作用と鎮咳作用を持つ。ただしこれらの麻黄剤はいずれも頓服でしかない。気管支喘息の基本的治療薬が吸入ステロイドであることは今や動かしようがない。それだけではうまくいかないときに漢方の併用を考慮するのである。

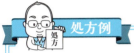

ツムラ柴朴湯２包朝夕食後，発作時ツムラ小青竜湯２包頓服。

COPD

COPDはどうか。COPD traditional Chinese medicineで検索されるのは232件だが，中医学以外の論文がかなり含まれる。キーワードにRCTを加えると一気に４件に絞り込まれ，そのうち２件は気功法である。やはり肺疾患だけあってリハビリテーションは有効なのだろう。残りの２件はLiu Sらの論文［Evid Based Complement Alternat Med.2014;2014:257012.］とWang Gらの論文［PLoS One.2014;9（8）:e103168.］である。Liu Sらの論文は葦茎湯（薏苡仁・瓜子・桃仁・葦茎）に関するもので，エキス製剤はないが昔から日本でも呼吸器疾患に頻用される方剤である。『金匱要略』が出典の古い薬で，肺癰，すなわち化膿性の肺疾患に用いたのである。Liu SらはCOPDの急性増悪に対し986症例からなる15本のRCTを解析して葦茎湯がFEV１，PaO_2，$PaCO_2$を改善し，TNF-αとIL-8を有意に減少させたとしている。Wang Gらの論文は補腎益気湯（Bushen Yiqi（BY）granule）と補腎防喘方（Bushen Fangchuan（BF）tablet）という二つの中成薬をplaceboと比較した二重盲検ランダム化比較試験で，VC，FEV１（％），FEV１/FVC（％）に加え，SGRQも有意

に改善させたとしている。時々中国から出るこうした報告を読んでいて疑問に思うのだが，補腎益気湯はエキス剤で補腎防喘方は錠剤である。どうやってplaceboを作ったのだろうか？

肺と腎

　まあそれは論文を読んでいただくとして，なぜ肺疾患であるCOPDを治療する方剤に補腎薬が選ばれるのかということである。五臓の説明は最初の方にしたからもう忘れている読者も多いだろう。肺は気と津液の宣散 粛降を主る臓器で，腎は生命エネルギーの根本である元気を貯めている臓器であった。実は五臓論ではこの二つの臓器はお互いに助け合う（相生）関係にあって，肺を補うときはまず腎を補う，腎を補いたければ肺を補うという治療戦略が成り立つのである。つまり，最先端の二重盲検ランダム化比較試験ではあるが，その創薬のヒントは五臓論にあるというわけだ。これが中医学の中医学たる所以である。

　さて，ではCOPD traditional Japanese medicineでPubMed検索を掛けたらどうなるか。答えは0と思いきや，なんと先ほどの葦茎湯の論文が出て来た。中国から出た論文なのに，キーワードにtraditional Japanese medicineが入っているのである。確かに，葦茎湯は中国より日本で広く臨床応用されている。それにしても，律儀というか，マメというか……。

　まあ，PubMed検索の結果については読者ももう驚くまい。こういうものである。それを踏まえて，COPDに日本漢方の臨床では，補中益気湯（人参・白朮・黄耆・当帰・柴胡・陳皮・大棗・生姜・甘草・升麻）が用いられる。これは上記のPubMed検索では出てこなかったが，小規模なRCTが二つあり，前著『高齢者のための漢方診療』（丸善出版）の再掲になるがCOPD患者を対象として炎症指標，栄養状態を見たランダム化比較試験が二つ存在した〔J Am Geriatr Soc.2007;55(2):313-4.〕〔J Am Geriatr Soc.2009;57(1):169-70.〕。この方剤の意図するところは，胃腸の消化吸収機能を強化し，栄養状態

を改善し，同時に免疫力を回復させ慢性炎症の治癒を促進させるところにある。したがってCOPDに限らず，胃腸が虚弱で免疫力が低く，炎症性疾患や感染症が治癒せず長引くときにも使用できる。高齢者にしばしば見かける病態として，繰り返し発熱して感染症が疑われ，背景に栄養不良，免疫力低下があることが想定される場合，この方剤を用いる。こうした効能効果を持つ薬剤は西洋医学に存在しない。金の李東垣（りとうえん）が作った名方で，中国伝統医学の歴史に燦然と輝いており，別名を医王湯という。

痰の多いCOPD

痰が多い場合は二陳湯（にちんとう）（半夏・茯苓・陳皮・生姜・甘草）を併せるとよい。

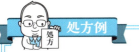

処方例

コタロー補中益気湯　2包朝夕食後，痰が多いときはツムラ二陳湯を朝夕で併用。

間質性肺炎

間質性肺炎というと，日本では「漢方薬によって生じる有害事象」の代表のように思われているが，中国からも間質性肺炎に対する質の高い中成薬のエビデンスは出ていない。PubMedでinterstitial pneumonitis traditional Chinese medicineと検索すると51本見つかるがいずれも内容は無関係か，基礎のデータか，あるいは黄芩による間質性肺炎の有害事象の報告である。Interstitial pneumonitis traditional Japanese medicineでは黄芩の有害事象が見つかるだけだ。山本巌は間質性肺炎には西洋医学的治療を駆使しながら通導散（つうどうさん）（芒硝（ぼうしょう）・当帰・枳実（きじつ）・厚朴（こうぼく）・陳皮・木通（もくつう）・紅花（こうか）・蘇木（そぼく）・甘草・大黄（だいおう））を使うと

言っている。線維化の機序の本質が血瘀だという見立てなのだろうが，山本も「どうにもならないのが多い」と付け加えている。漢方の効果はあまり期待できないと見てよいだろう。

気管支拡張症

Bronchiectasis traditional Chinese medicine とPubMed検索して見つかるのは9本のみ。RCTはない。トップに出てくるのが二朮湯によって気管支拡張症が起きたとする日本の有害事象報告であることは皮肉だ［Respirol Case Rep.2016; 4（6）:e00195.］。中国からの臨床報告で目を引くのはJ Thorac Disに2013年に載った一例報告で，気管支拡張症の症例に厳密な中医弁証をし，附子，桂枝，当帰，蒼朮など9種の生薬の煎じ薬を使って良好な結果を得たというものである。この時の弁証は肺気虚である［J Thorac Dis.2013; 5（3）:E115-E117.］。

要するに，気管支拡張症に対しては「取り敢えずこれ」という方法論は通用せず，厳密な中医弁証が必要だということである。そうは言っても，という人は五虎湯と二陳湯を併せた五虎二陳湯を試してみるとよい。五虎湯（石膏・杏仁・麻黄・桑白皮・甘草）は鎮咳消炎薬，二陳湯（半夏・茯苓・陳皮・生姜・甘草）は簡単に言えば去痰薬である。あの大量の痰が出る病態を考えれば，漢方でまず試すべきはこのセットだろう。

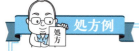

五虎湯3包，二陳湯3包，毎食後。これは効果判定に時間が掛かる。まず2か月試してみたらよいだろう。

漢方の診方

エビデンスに基づいた話はこれくらいだが，ついでだから著者の日常臨床の話を付け加えておく。漢方臨床では，これは喘息だ，これは COPD だ，間質性肺炎だ，気管支拡張症だというのは，実はどうでもいいのである。呼吸器系の症状というのは，咳，痰，呼吸困難，喘鳴。これだけしかない。この 4 種の症状がどのように絡み合っているかしか漢方医は診ていない。もし他に診るとすれば，その症状が身体全体の体調とどのように関連しているかだろう。五臓六腑は皆咳を生ずという。咳というものは気道反射による症状であるが，咳の原因は種々様々で，全身様々のことが咳に絡んでくるというのである。少なくとも漢方医はそう思っている。

咳

咳の薬と言えばまず三つ。麦門冬湯（ばくもんどうとう），麻杏甘石湯（まきょうかんせきとう），参蘇飲（じんそいん）である。

麦門冬湯（麦門冬・半夏・粳米（こうべい）・大棗・人参・甘草）はその名の通り麦門冬が主薬で，これは中枢性の咳反射にはなんの作用もないが，気道の炎症を鎮め咳の元を絶つ。半夏がそれを助ける。甘草にも清熱作用，すなわち抗炎症作用があるから補佐に働くと言えなくもない。だが粳米・大棗・人参・甘草の組み合わせは，米，ナツメ，朝鮮人参，甘草と言い換えればわかるように，胃腸薬としてその人の食欲を増し体力を整えるのである。抗炎症薬が二つ，滋養強壮薬が四つ合わさったものが麦門冬湯だ。激しい咳は体力を消耗するから，こういう組み合わせになっている。咳を止めるのと，体力を守るのがセットになっているのだ。麦門冬湯の出典は『金匱要略（きんきようりゃく）』で，大逆上気するものを治すとある。大逆上気とは，激しい咳が咳き込んで目の玉がひっくり返るようなものである。ともかく患者が激しい咳でたまらないと言えば麦門冬湯だというわけだ。

ところが、今のエキス剤の麦門冬湯にそんな力はない。急性気管支炎などで、それこそ目の玉が飛び出るほどに咳き込んでいる人に、エキスの麦門冬湯など飲ませても効くものではない。これはやはり、今のエキスの力が弱いのだ。原典の『金匱要略』では、麦門冬は7升用いることになっている。漢代の度量衡では1升が0.2Lだから、『金匱要略』の麦門冬湯には麦門冬が升で量って1.4L入っていたことになる。升で7杯も入れるほど大量に用いられたのだ。それが、今のエキスにはたかだか10g位しか入っていない。これでは、本来の効果が出なくても不思議はない。大逆上気はとても止められない。今のエキスの麦門冬湯は、こんこんと乾いた咳が切れない人に使う。ちょっと咳き込むと言ったくらいだ。風邪の後、咳が残る場合に使うとよいという人もいる。せいぜいその程度の薬になってしまったのである。

それでは大逆上気する人にはどうするか。目の玉を眇向いて咳をしている人には、麦門冬湯ではとても効かず、やはり麻黄の力を借りねばならない。麻杏甘石湯、あるいはそれに桑柏皮を入れた五虎湯だ。この二つはたいして変わりがないから、どっちだってよい。麻黄と杏仁は中枢性に咳反射に働いて鎮咳作用がある。甘草、石膏は抗炎症作用だ。桑柏皮も鎮咳。無駄なものは一切入っていない。しかし現代のエキスはやはり総じて力が弱いので、実臨床では麻杏甘石湯と麦門冬湯を併せ、1日4回で飲ませたりする。それでも「大逆上気を一発で止める」などという離れ業は到底できないのがエキス漢方である。麦門冬湯を併せるのは、弱い鎮咳作用を期待するのではなく、「咽頭の乾燥感を和らげる」ためである。麦門冬や粳米には補陰と言って、津液が乾いたのを潤す作用があるのだ。まあ、大逆上気する人には今ではコデインを使うだろう。しかしコデイン中毒になられては困るから、こういうのも補助的に使って、コデインの量を減らすのである。

参蘇飲というのは良くできた薬である。半夏・茯苓・葛根・前胡・桔梗・陳皮・人参・生姜・大棗・木香・蘇葉・枳実・甘草。咳止めと言えるのは半夏、前胡くらいだが、葛根、桔梗、

蘇葉，甘草とあまり副作用のない，弱い消炎鎮痛薬（清熱薬）がいくつも入っている。陳皮・人参・生姜・大棗・木香・蘇葉・枳実・甘草の組み合わせは胃薬でもあり，滋養強壮薬でもある。葛根と蘇葉は解表と言って風邪の引き始めにも使う生薬だから，これは風邪の初期から喉がちくちくして（桔梗が入っている）咳が出る頃まで幅広く使える。実は，これはOTCだったのである。『和剤局方』が出典だから，宋（960年から1279年まで中国を支配した王朝。元に滅ぼされた）政府が民衆に広く使えるように，公立薬局で安く売ったのだ。医者が処方するわけではない。民衆が気軽に薬をもとめられるようにと宋の政府が設立した薬局で売られたのである。つまり，今で言うOTCだ。OTCだから，麻黄のような危ない生薬は使わず，安全な生薬で，難しい弁証などわからなくても使えるように，風邪の初期から気管支炎まで広く応用できるような「総合感冒薬」を売ったのである。重篤になってしまっては効かないが，取り敢えず薬局で薬を買って治そうという時の市販薬だ。実に良くできた風邪薬と言っていい。

痰

　痰が酷い，と言われたら五虎二陳湯である。五虎二陳湯は既に説明した。エキスならツムラの五虎湯と二陳湯を併せて作る。しかし痰にも粘液様の痰と，如何にも感染性の黄色膿性痰がある。黄色膿性痰が出るのは，もちろん下気道感染だ。これは清肺湯を使う。感染症は感染症の章でと思ったが，慢性呼吸器疾患はしばしば急性転化するし，慢性の気道感染を伴う場合も多い。今時，急性肺炎に漢方薬を使おうという暇人はあまりいないかもしれない。むしろ慢性の肺疾患で咳，痰，喘鳴が切れない，呼吸不全が酷い方が問題だろう。こういうのは，未だに西洋医学でも難渋する。ここで述べて置いた方がよいだろう。

　清肺湯（茯苓・当帰・麦門冬・黄芩・桔梗・陳皮・貝母・桑白皮・梔子・天門冬・杏仁・竹茹・大棗・五味子・乾生姜・甘草）はちまちまと色々な生薬を少しずつ足して作られている。こういうのは，大体時代が新しいのである。

麦門冬，貝母，桑柏皮，天門冬，杏仁，五味子が去痰止咳，竹茹，茯苓は去痰。黄芩，桔梗，梔子は清熱（抗炎症）である。黄芩には抗菌作用もある。甘草には清熱作用もあるが，当帰，大棗，甘草は体力を整えるのに使われている。私の学位論文によれば，xanthine oxidase の産生を抑えて活性酸素を抑制し，無駄な炎症が拡がるのを防ぐ [Phytomedicine.1999; 6（2）:95–101.]。Mantani N らは清肺湯が慢性の気道感染を繰り返す高齢者らにおいて炎症指標を抑制することを報告している [Phytomedicine.2002; 9（3）:195–201.]。余談だが，と言っては殺されたマウスに怒られるだろうが，私は上記の研究をするのに数百匹のマウスを殺している。彼らを成仏させるためにも，ぜひ臨床に役立てていただきたい。

滋陰降火湯（じいんこうかとう）（朮・当帰・芍薬・地黄・麦門冬・天門冬・陳皮・知母（ちも）・黄柏・甘草）。肺腎陰虚・火旺による乾咳，少痰，盗汗，潮熱などを治す。陰虚とは，津液が不足した状態を言う。乾いているのである。慢性の肺疾患は，ゼロゼロした痰が多いのと，痰はほとんど出ず，体が痩せ，乾ききっていて空咳と呼吸困難になるタイプに分かれる。肺腎陰虚・火旺は後者のことである。古い時代は麦門冬湯で対応したのだが，中医学の発達によってこういう方剤が生まれた。五臓の中の，肺と腎の関係に注目して作られているが，その話をしだすとややこしくなる。おおざっぱには，腎は生命の元である元気を蓄えているのだが，肺で呼吸ができなくなれば，生命も維持できないと理解すればいい。ともかく肺と腎とは，相互に助け合う関係にあるのだ。それはともあれ，滋陰降火湯は慢性呼吸不全で，痩せてカサカサして，痰の少ないものに使う。COPDで体が痩せてくる人がいるが，ああいうのである。麦門冬湯と併せてもいい。そうすると，中医学では肺と腎，脾の三つの関連深い臓器に同時に目配りすることになって，具合がよい。

ところで中医学の脾臓は消化吸収機能であった。なぜ肺と脾臓が関連するのか。COPD では痩せはリスクファクターである。進行した COPD は痩せ，それが寿命に関係するのはよく知られている。つまり，肺の疾患が進行すると，

消化吸収機能に障害が生じるのだ。なるほど肺と脾は関連が深いのである。

竹茹温胆湯(半夏・麦門冬・柴胡・竹茹・茯苓・桔梗・枳実・陳皮・香附子・生姜・黄連・人参・甘草)。慢性肺疾患で，微熱が続き，痰が常に喉に絡まってイライラするもの。痰があふれ出てくるというのではなく，絶えず喉に絡まっているタイプである。小柴胡湯に似た組成でもあるし黄連解毒湯をも含んでもいる。清熱するとともに肝の疏泄をよくする，つまり自律神経系と情動のコントロールも行うのである。

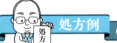

滋陰降火湯や竹茹温胆湯は完治を目標とするわけではない。治らない慢性肺疾患の症状を緩和するのが目的だから，継続服用である。朝夕2回。なお，末期になって呼吸困難感が強くなってきたら，それまで使っていた方剤に附子末1g朝夕2回を足す。

第6章 神経疾患

　神経疾患といっても，神経内科に任せっきりの希少疾患は扱わない。はっきり言えば，パーキンソン病と認知症，脳血管性障害に限定する。また疾患ではないが，頭痛もここで扱う。
　まず，例によって PubMed 検索を行う。

パーキンソン病

　Parkinson's disease traditional Chinese medicine で検索すると322件ヒットするが，なぜかジカウイルスの話が多く，中医学のネタを探すのに苦労する。RCT を探すと１件もヒットしない。むしろ，Parkinson's disease traditional Japanese medicine の方が総数は15件だが臨床の話が多い。主に抑肝散と六君子湯である。どういうわけか，中医学の話も韓国医学の話題もこちらでヒットする。

　養血清脳顆粒（Yang-Xue-Qing-Nao granules: YXQN）は比較的数多くのペーパーが出ている中成薬である。Pan W らは，パーキンソン病においてRCT を行い，YXQN がパーキンソン病の不眠を改善したことを報告している [Chin Med.2013; 8 :14.]。

　Parkinson's disease traditional Japanese medicine で抑肝散のBPSD 改善効果がちらほら引っかかってくるのは，PD with dementia による BPSD にも抑肝散が使われているからのようだ。

　パーキンソン病は自律神経失調を伴い，消化器症状を起こすことはよく知ら

れている。これが六君子湯で改善したという cross over trial が日本から出ている。食欲，Gastrointestinal Symptom Rating Scale，Self-Rating Depression Scale の改善が見られたという［Curr Ther Res Clin Exp. 2017;87: 1－8.］。

パーキンソン病には，どうやら漢方薬より鍼の可能性が高そうだ。PubMed で acupuncture Parkinson's disease と検索してみると207件ヒットする。最近の meta-analysis をみよう。Noh.H. らは2,625例を含む42本のRCTを検討し，通常治療群と通常治療に鍼治療を追加した群とで total Unified PD Rating Scale（UPDRS），UPDRS Ⅰ，UPDRS Ⅱ，UPDRS Ⅲ，及び Webster scale を比較し，鍼治療追加群は UPDRS，UPDRS Ⅰ，UPDRS Ⅱで有意な改善を示したが UPDRS Ⅲ及び Webster scale では有意差が付かなかったと報告している［Complement Ther Med. 2017;34:86-103.］。

通常の治療でコントロール不十分なパーキンソン病は，ぜひ鍼灸師を紹介してみるとよいだろう。

按摩がパーキンソン病患者の歩行速度や肩関節の可動域を改善させたという case reports がある。按摩は，読者も経験があろうが腕の良しあしが大きくものをいう。よい按摩師がいれば紹介してみるのもよいかもしれない［J Altern Complement Med.2012;18(3):294-9.］，［J Bodyw Mov Ther.2016;20(2):364-72.］。

認知症

認知症の漢方診療については，既に前著『高齢者のための漢方診療』で詳しく述べたので同書を参照していただきたい。面倒くさい，買うのがもったいないという読者のためにかいつまんで内容を要約すると，まず「痴呆」という言葉は張景岳が1624年に著した明代の医学書『景岳全書』に初出する。その後清代になって王清任の書物『医林改錯』（1830年）に至っては「小児において記

憶障害を有するのは脳が未発達だからであり，老年期に生じるのは脳が空虚になったからである」「脳の機能が衰え，脳が縮小し，脳気虚が生じ（中略）高次機能が損なわれるばかりでなく，最後は死に至る」とあり，ほとんど現代の認知症理解に迫る。つまり，dementia を世界で初めて科学的にとらえたのは19世紀の王清任だったのである。

認知症の中核症状である，認知，判断，記憶を改善するというエビデンスを持つ方剤としては，釣藤散（ちょうとうさん），八味地黄丸（はちみじおうがん），加味温胆湯（かみうんたんとう），复智散（ふーちーさん）がある。このうち加味温胆湯については構成生薬遠志の成分が神経細胞において cholineacetyltransferase，すなわちアセチルコリン合成酵素の産生を増加させることが既に解明されており，近年記憶力改善をうたった遠志抽出物が遠志とかキオグッドなどといった名前で各社からOTCとして売り出されている。

釣藤鈎（ちょうとうこう）（図5）という生薬にはアルツハイマー病の原因物質と言われる脳内アミロイドβの凝集を抑制し，認知症モデルマウスで認知機能を改善させる作用があり，同種の植物であるキャッツクローはアメリカで「認知症治療効果」についての特許が取られている。一方著者らは牡丹皮（ぼたんぴ）を服用させた Amyloid Precursor Protein transgenic mouse は認知機能が改善し，脳内における amyloid plaque の沈着が減少していることも確認した。これについての臨床的な検討は行われていないが，牡丹皮は先に挙げた八味地黄丸の構成生薬である。

認知症の心理・行動学的症状（behavioral and psychological symptom

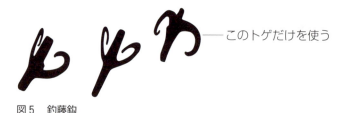

図5　釣藤鈎

of dementia: BPSD）は認知症の中期に出現する，易怒，興奮，幻覚，妄想，徘徊，昼夜逆転，介護への抵抗，暴言，暴行などと言った症状である。これに対して抑肝散が有効であることを最初に報告したのは原敬二郎だったが，日本東洋医学雑誌に載ったその論文は検索できない状態で人々の記憶から消えていた。それを英論文のRCTという形で再発見したのは著者である［J Clin Psychiatry.2005;66(2):248-52.］。

その顛末は前著『高齢者のための漢方診療』に詳しく書いたので省略する。著者らの研究ではアルツハイマー病，脳血管性認知症，レヴィー小体病を混ぜて「認知症のBPSD」として検討を行ったが，その後アルツハイマー病（Furukawa Kの論文［Geriatr Gerontol Int.2017;17(2):211-8.］），脳血管性認知症（Nagata Kらの論文［Phytomedicine.2012;19(6):524-8.］），レヴィー小体病（Iwasaki Kらの論文［Psychogeriatrics.2012;12(4):235-41.］）それぞれに分けた研究が出ており，それらを統合したmeta-analysisも行われている［J Psychopharmacol.2017;31(2):169-83.］。

　ADのみの研究では，BPSD全体では有意差が付かなかったが，agitation/aggressionとhallucinationsが改善した。脳血管性認知症とレヴィー小体病では有意な改善を認めた。全体を統合したmeta-analysisでは有意差を認めている。

　ADのみの研究で有意差がついたのがagitation/aggressionとhallucinationsだったように，抑肝散はBPSDの中でもいわゆる陽性症状のみに効果を示し，陰性症状には無効である。それを知らず，鬱で引きこもりのADに抑肝散を出し続け，ついに飲食もできなくなって脱水で救急搬入された例がある。陰性症状に抑肝散を出してはならない。陰性症状には，先に紹介した人参養栄湯を出せばよい。また甘草を含むので，4，5％の割合で低カリウム血症を起こす。血中カリウム値の測定を怠ってはならない。そのほかは，あまり目立った有害事象はない。

脳血管性障害

脳血管性障害に対して，世界で一番エビデンスが豊富な伝統医薬品は，Neuroaid，すなわち丹芪偏瘫胶囊(ダンジーピャンタンカプセル)（Danqi Piantang Jiaonang capsle，黄耆，丹参(たんじん)，牡丹皮，川芎，当帰，紅花，桃仁，遠志，石菖蒲(せきしょうぶ)，水蛭(すいてつ)，䗪虫(しゃちゅう)，牛黄(ごおう)，全蝎(ぜんかつ)，羚羊角(れいようかく)）である。605名の二重盲検ランダム化比較試験でComprehensive Function Score component of the Diagnostic Therapeutic Effects of Apoplexy scale を有意に改善させたというデータ［Stroke.2009 Mar;40(3):859-63］があるが，一方で1,100名の二重盲検比較試験ではmodified Rankin Scale に差を認めなかったという［Stroke.2009 Mar;40(3):859-63.］。メタ解析の結果はびみょうである。2013年に発表されたメタ解析では6本の研究を元にNeuroaidはコントロール群に比較して有意に脳卒中後のADL自立を高めたと結論づけているが［Cerebrovasc Dis.2013;35 Suppl 1:8-17.］，2016年に別のグループが行ったメタ解析では5本のRCTを元にしてNeuroaidの対照群に対する効果のpooled RR は1.64（95% CI＝1.05-2.57; p-value＝0.031）であったとしているが，heterogeneity が大きくplaceboを対象とした新しい臨床試験を加えるとその効果は減弱するとしている［Brain Inj.2016;30(3):267-70.］。日本ではGoogleでNeuroaidと入れると英語の販売サイトが見つかる。

脳血管性障害の後遺症に鍼が有効であることについては，膨大なエビデンスがある。Cerebrovascular disease acupuncture とPubMed 検索すると1,110本ヒットする。Meta-analysis だけで42本である。中でも最新のGRADEシステムを導入した論文を紹介すると，Xin Z らはGRADEシステムによって脳卒中後のリハビリテーションに対する鍼の効果を見たシステマティックレビューをAMSTAR (a measurement tool to assess systematic reviews) とOQAQ (Oxman and Guyatt's overview quality assessment questionnaire）によって評価し，AMSTAR score ≧9かつ OQAQ score ≧7の質の高いシステマティックレビューだけを選んで Quality of Evidence を評価した。その結果，鍼は脳卒中のリハビリテーションに有効性が認められた（neurological function improvement: RR＝1.34; swallowing improvement: RR＝1.61, 1.49, 1.07; disability: SMD＝0.49 or 0.07）。有害事象に関する情報が乏しく，全体としては weak recommendations となった［Sci Rep.2015; 5 :16582.］。

日本の医師は鍼灸に対する理解が乏しい。また制度上も，医療と鍼灸の連携は極めて不十分である。だがこのようなエビデンスからは，脳卒中のリハビリにもっと鍼灸が積極的に取り入れられてよいと考えられる。

頭痛

PubMed で headache traditional Chinese medicine と入れると231本見つかるが，キーワードに RCT を追加するとすべて消えてしまう。Trials によれば，筋緊張性頭痛に対する鍼治療の長期効果を見た RCT が2017年から始められたところである［Trials.2017;18(1):453.］。

Headache traditional Japanese medicine では一例報告以外頭痛に関するものは見当たらない。

以上を踏まえたうえで，著者が習慣性頭痛に使ってしばしば著効するのは呉茱萸湯と黄連解毒湯である。これは漢方的には正反対の頭痛に用いる。呉茱萸湯（大棗・生姜・呉茱萸・人参）は冷え性の頭痛，黄連解毒湯はイライラカッカとして顔面がほてる人の頭痛である。冷えのぼせ，つまり頭がのぼせて足が冷える人は加味逍遥散（当帰・芍薬・柴胡・蒼朮・茯苓・甘草・牡丹皮・梔子・薄荷・生姜）である。そのほか，雨の日の前の頭痛というのは五苓散と昔から相場が決まっている。月経困難症とか，月経前症候群などに伴う頭痛には女神散（当帰・川芎・桂枝・白朮・黄芩・香附子・檳榔・木香・黄連・人参・

甘草・大黄・丁子）をよく用いる。中医学的な説明は，呉茱萸湯は肝寒に，黄連解毒湯は心熱に，加味逍遙散は血瘀肝欝に，女神散は気滞血瘀にそれぞれ用いるということになる。慢性鼻炎とか，副鼻腔炎とか，中耳炎など，局所に明らかな炎症があって頭痛がするというものには，ツムラ葛根湯加川芎辛夷にコタロー桔梗石膏を併せたらよい。これは山本巌流だが，方剤の構成からして頭痛の治療と，原因となっている炎症の治療を同時に行うことになり，理に適っている。

　このほか，余談ではあるが，以前著者はHuntington舞踏病に抑肝散を試したことがある。4例の患者を2例ずつに分け，交互に抑肝散on-offの時期を設け舞踏運動を評価したところ，抑肝散を飲んでいると舞踏運動が抑えられた［Mov Disord.2009;24(3):453-5.］。

　何分にも希少疾患であり，この研究はこれ以上進んでいない。一般内科でこの疾患をみることはまずあるまい。あくまで余談である。

第7章 アレルギー性疾患

花粉症

　一般内科が扱うアレルギー性疾患といえば，花粉症かぜんそくかアトピー性皮膚炎であろう。だが花粉症については，私は一家言ある。「点鼻ステロイドを使えば済む」のだ。私自身杉花粉症で，若い頃は一生懸命小青竜湯(しょうせいりゅうとう)だの麻黄附子細辛湯(まおうぶしさいしんとう)だのの抗アレルギー剤だのと工夫したが，ちっとも良くならなかった。ある時点鼻ステロイドに出会って，これまでの苦労はなんだったのだと馬鹿らしくなった。花粉症の人は，花粉の時期だけ点鼻ステロイドを使えばよい。それ以上の治療はない。だから私は花粉症に漢方など出さない。ぜんそくはすでに述べた。そこでこの章では，もっぱらアトピー性皮膚炎を扱う。

アトピー性皮膚炎

　いやアトピー性皮膚炎は皮膚科の病気だろうって？　まあそうなのだが，皮膚科の先生は人にもよるが，あんまりアトピーの治療をまじめにやらない。ステロイドの使い分けの指導が面倒な割に，指導料が安いのだそうだ。勢い，皮膚科でよくならないというアトピー患者が世にあふれ，いわゆるアトピービジネスなるものが成立するありさまである。そのほとんどは何の根拠もなく，患者を食い物にしているだけだ。漢方は上手に使うとある程度アトピー性皮膚炎をコントロールできるので，患者をそのような道から救い出すことができる。

　ただし，「ステロイドを使いたくない」といってくるアトピー患者は要注意だ。ステロイドを使わずにアトピーをコントロールすることはできない。まあ軽いのならどうにかなるが，中等度以上のものは駄目である。きちんとステロ

イドコントロールをしながら，それでもうまくいかないところに漢方を持ってくる，併用療法しかない。うまくステロイドコントロールができるようになるために，漢方を使うのである。患者には，そのことをよく説明し，納得してもらわなければならない。それを拒否する患者は，治療を断った方がいい。そういう人は，残念ながら救えない。

　もう一点，これまで中医学が日本漢方より進んでいることを再三強調してきたが，アトピー性皮膚炎に関しては日本人の医者が中成薬に手を出すのはやめた方がいい。なぜなら，中国でもアトピー性皮膚炎についてはステロイドと中薬の併用が基本になっている。ということは当然，中成薬にステロイドが組み込まれていることが多いからだ。中成薬だから生薬製剤だろうと思っていると，プレドニンが含まれていたりする。もともと両方の治療を併用するのだから，合剤にすればいいじゃないかという発想で作られた薬なのだ。だがそういう薬は，そういう薬を使った経験がなければ使えない。だから患者が中国や香港に行って買ってきた中成薬を試すのは，やめておいた方がいい。

　というわけで，ここでは結果が乏しいことはわかっているが，日本のエビデンスだけ検索してみる。atopic dermatitis traditional Japanese medicine で PubMed 検索すると 9 本引っかかるが，臨床は 2 本だけだ。Kobayashi H らは95例を治療して，著効が20%，中等度改善が35%であったと報告している。随症治療であるから漢方薬は様々なものを用いており，また漢方的な食養生に基づいた食事指導も併用している［Drugs Exp Clin Res.2004;30(5-6):197-202.］。

　同じ Kobayashi H らの論文［Evid Based Complement Alternat Med.2010; 7 (3):367-73.］という研究は，よく見ておく必要がある。これは free article なので無料で全文を読める。彼らはアトピー性皮膚炎の患者を通常治療群と補中益気湯上乗せ群にランダムに分けた。91名がエントリーして77名が24週間の観察期間を終了している。観察項目は skin severity scores，期間中のステロイドやタクロリムスの総量，著効例（観察終了時の skin severity score

が0）の割合，増悪率（ステロイドやタクロリムスが開始時より50％以上増えた例の割合）である。期間中のステロイドやタクロリムスの総量は補中益気湯を上乗せした群で有意に減った。Skin severity scores は有意差が付かなかった。著効例は補中益気湯群19％，通常治療群5％でp＝0.06だった。増悪率は補中益気湯群は3％で通常治療群の18％より有意に低かった。アトピー性皮膚炎の漢方治療は標治と本治に分かれるが，これは本治がいかに重要かを示した論文である。

さて，エビデンスの紹介はこれくらいにして，それではアトピー性皮膚炎の漢方治療についてそのあらましを説明する。先ほども述べたとおり，アトピー性皮膚炎の漢方治療は標治と本治に分かれる。標治とは「表面に現れている症状に基づく治療」であり，皮膚の状況を見て判断していく。本治とはその人の体質がいかなるもので，それが皮膚炎にどう影響しているかを見て行う治療である。この両方を組み合わせて治療するわけだが，漢方を専門としない医師であれば，標治はステロイドと割り切って，本治，すなわち体質改善だけを漢方でやる，という方法もある。いや，漢方専門医もそういう戦略をとる場合もある。標治は皮膚科に任せて，漢方は本治に専念するのだ。だがここでは一応，標治と本治の両方を概説しておく。

アトピー性皮膚炎の標治

漢方的に，アトピー性皮膚炎を診るときは，皮疹の色と厚み，乾燥度，滲出液の有無と量に着目する。触ってみて皮膚が固いか，分厚いか，薄いか，ブクブクと膨れているかも確認する。およそアトピー性皮膚炎には，血瘀と湿熱が基本病態として必ず存在している。それに血熱，血虚，陰虚が絡む。それらがどう錯綜しているかを，先ほどの皮膚の性状から判断していくのである。

基本的に，アトピー性皮膚炎の病変部の皮膚は，赤黒く，沈んだ赤色をしている。これはアトピー性皮膚炎の病態の本質が血瘀だからだ。触ってみると表面はかさかさして粉を吹くが，押してみるとぶくぶくと指が沈む。皮膚の表面

は津液が虚した陰虚であるが，皮下には浮腫，つまり中医学で言えば痰飲があるのだ。陰虚と痰飲が併存した状態である。そこに所々，真っ赤な炎症が混ざり，搔爬による出血を伴う。血熱である。この血熱，すなわち炎症も，常に存在する病態だが，アトピー性皮膚炎の場合は熱が常に血瘀と湿（津液が滞りよどんで病因となったもの）と絡んでいる。つまり，血熱と湿熱という状態で存在するのだ。熱は時間と場所によって強いところと激しくないところ，あるいは強い時期，弱い時期が生じる。血熱，湿熱の程度はその時々の環境要因に応じて変化する。特に何らかのストレッサーが加わったり，気候の変化によって変わる。すなわち，外的な突発要因（風邪）や精神的なストレス要因（肝鬱）などが修飾因子として関係してくる。

　このようであるから，アトピー性皮膚炎の標治の本質は血瘀を治療する活血化瘀と，津液の偏在を治療する利水になる。そこに，血熱の程度に応じて清熱を加えていく。風邪が加われば祛風し，肝鬱があれば肝気を伸びやかにしてやる。

　風邪について一言。ここでいう風邪は「ふうじゃ」であって「かぜ」ではない。かぜを引いたのではない。中医学では，まるで風のように急に生じて，症状が急速に変化し，去って行く病態を風，それを起こす原因を風邪というのである。アトピーの赤みは「熱」と弁証するが，その熱の状態は刻々と変化する。特に環境要因，寒暖や湿度で突然変わることがある。こういう，突然変わるのを風邪に影響された熱，風熱というのである。こうした場合は，熱に対する治療（清熱）だけでなく，風を鎮める治療，つまり祛風を組み合わせなければならない。具体的にはすぐ後の荊芥連翹湯のところで述べる。

　そこで，基本となる方剤が二つある。温清飲と消風散だ。温清飲（当帰・地黄・芍薬・川芎・黄連・黄芩・梔子・黄柏）は当帰・地黄・芍薬・川芎すなわち四物湯と黄連・黄芩・梔子・黄柏すなわち黄連解毒湯を合わせたものである。四物湯が活血化瘀，黄連解毒湯が清熱の働きをし，血瘀と血熱を治療できる。しかし通常，これそのものを使うのではなく，更に加減を加えた一貫堂の荊芥連翹湯，柴胡清肝湯，竜胆瀉肝湯を用いる。

荊芥連翹湯（荊芥・連翹・防風・当帰・川芎・芍薬・柴胡・枳実・黄芩・梔子・白芷・桔梗・甘草）は温清飲に荊芥，連翹，防風，柴胡，枳実，白芷，桔梗，甘草を加えている。これらが加わると，風邪を除き排膿することができる。よって，アトピー性皮膚炎に環境要因が加わって炎症が強まり化膿したときこれを用いる。

柴胡清肝湯（栝楼根・地黄・甘草・桔梗・芍薬・川芎・当帰・薄荷葉・連翹・牛蒡子）は，温清飲に風熱を除き，解毒排膿の作用がある柴胡，牛蒡子，連翹，薄荷，桔梗，栝楼根，甘草を足したものであり，柴胡が入ることで五臓の肝，すなわち情動と自律神経系の中枢を安定化させる作用がある。したがってストレス要因が加わって血熱が悪化するような場合，これを用いる。

竜胆瀉肝湯は温清飲に湿熱を除く竜胆，沢瀉，木通，車前子と袪風の薄荷，防風，連翹を加えたものである。これは特に下半身に炎症が激しいときに用いる。なおここでいう竜胆瀉肝湯とは，エキスでいうとコタローのそれであって，ツムラのものではない。ツムラの竜胆瀉肝湯は全く別物で，急性尿路感染の薬である。

ただしエキス製剤は弱いから，本当は二，三倍使いたいのである。だがそうすると保険で引っかかる。しかしここに抜け道がある。上記三つは，お互いに相補う作用がある。例えば，環境要因とストレス要因はしばしば両方同時に存在する。そこで，荊芥連翹湯と柴胡清肝湯を併せてしまえばよい。そうすれば，基本となる温清飲成分は二倍になり，環境要因，ストレス要因両方に対応することができる。全身に炎症が酷いときは，三剤併せてもよい。炎症が酷ければ血熱を強力に治療しなければならないのだから，温清飲成分が三倍になっても何ら差し支えない。

アトピー性皮膚炎標治のもう一つの代表薬は，消風散である。消風散（石膏・当帰・地黄・蒼朮・木通・防風・牛蒡子・知母・胡麻・甘草・蝉退・苦

参・荊芥）は風，湿，熱が深く気血と結びついて正気と邪正闘争（炎症）を起こし，全身の皮膚病変を生じたものに用いる。荊芥，防風，牛蒡子，蝉退は風邪を除き，蒼朮，苦参，木通は湿熱を除く。石膏，知母は強力な清熱薬である。地黄，当帰，胡麻仁は補血薬で，熱邪により血が損傷されたものを補う。本方は蕁麻疹の特効薬だが，アトピー性皮膚炎では急にぱーっと炎症が酷くなったときに使う。上記温清飲加減の三方剤のどれかと併用することが多い。

アトピーは，特に頭頸部に酷い場合がある。そういう時は，治頭瘡一方（連翹・蒼朮・防風・川芎・忍冬・紅花・荊芥・甘草・大黄）を温清飲と併せる。これは久瘡を治すために華岡青洲が作った方剤で，全身に用いてもよいがとりわけ頭頸部の搔痒，発赤，化膿，滲出，痂皮形成などに用いる。例によってエキス剤は弱いので，温清飲あるいはその加減法と併せないとなかなか効かない。似た処方として，清上防風湯（防風・桔梗・連翹・白芷・川芎・黄芩・山梔子・枳実・甘草・荊芥・薄荷・黄連）もある。これは見ればわかるとおり，黄連，黄芩，山梔子という黄連解毒湯の成分が入っており，清熱作用が強い。だが治頭瘡一方とどちらがよいかは一概に言えないので，症例ごとに試しながら使い分けてみてよい。

あまり見ないタイプだが，皮膚を押してみてぶくぶくしておらず皮膚が薄くてかさかさして痒みが強いときは当帰飲子（当帰・地黄・芍薬・川芎・蒺藜子・防風・何首烏・荊芥・黄耆・甘草）をつかう。血虚，陰虚（津液の虚）が強いケースである。

以上が標治だが，アトピー性皮膚炎には更に本治というものがある。それは体質改善である。

アトピー性皮膚炎の本治

アトピー性皮膚炎の人は，五臓のうち，脾虚があるか，腎虚があるか，肝鬱

があるか，肺気虚があるのだ。脾，腎，肝，肺については，五臓六腑弁証を復習して欲しい。食べ物にすぐ影響されて皮疹が悪化するのは，脾虚タイプ，小さい頃から身体が虚弱で何かというと病院通いをしながら育つのは腎虚。ストレスが加わるとすぐ悪化するのは肝鬱。喘息とアトピーが合併しているのは肺気虚。こうした体質を放置しておいて，標治だけ一生懸命やっても，アトピーは治らない。皮膚科の治療でアトピーが良くならないのは，こうしたことが絡んでいるからだ。

脾気虚，肺気虚の人には補中益気湯（ほちゅうえっきとう）を合方する。腎虚の人は六味丸（ろくみがん）である。肝鬱の人は抑肝散（よくかんさん）を併せる。本章の最初に挙げた補中益気湯のデータは，標治を通常の皮膚科治療だけで行っても，補中益気湯で本治をしただけで，結果があれほど違うことを示している。ただ体質改善には単に漢方薬を出すだけでは足らず，食養生，運動も大事である。だがどのような食事療法や運動がよいのかは各家それぞれに学説があり，一定の見解をみていない。PubMedでqigong（気功）やtaichi（太極拳）を調べてみたが思うような結果は得られなかった。

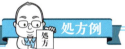

処方例

> 30代男性，幼少時からのアトピーが続いている。皮疹は典型的なアトピーのそれで，荊芥連翹湯を出したが部分的な改善にとどまった。仕事のストレスが増悪に密接に関連していることがわかり，抑肝散を合わせたら顕著な改善が得られた。ステロイドは廃薬できなかったが使用量は激減した。

アトピー性皮膚炎の漢方療法には大家が居て，成書もたくさん出ているので，詳細はそれらを参照されたい。ともかく，この疾患には漢方が深く絡む余地があるのだ。

第8章 感染症

　Infectious disease traditional Chinese medicine で PubMed 検索すると328件出てくるがあまりにも茫漠とし過ぎている。RCT に絞ると7件だが，生薬の抽出成分を sepsis の患者に注射するといったような，日本では全く応用不可能な治療法しか出てこない。数ある感染症について片っ端からこういう検索をしていくのはいくらなんでも不可能だが，試しにインフルエンザについて検索してみよう。

インフルエンザ

　Influenza traditional Chinese medicine で引っかかるのは260件である。RCT とキーワードを入れるとすべて消えてしまうが，260件をざっと見ていくと RCT も行われている。[J Tradit Chin Med.2014;34(5):527-31.] によれば，7本の RCT を解析した結果，中医学治療はタミフルと比較して解熱時間［WMD＝5.66, 95％ CI（－32.02, 43.35），P＝0.77］，ウイルス消失率［WMD＝－6.21, 95％ CI（－84.19, 71.76），P＝0.88］ともに同等であった。

　単独のRCTとしては，麻黄（まおう），白茅根（はくぼうこん），葛根（かっこん），桂枝（けいし），杏仁（きょうにん），乾姜（かんきょう），甘草（かんぞう）からなる安体威（アンティウェイ）という中成薬について大規模な二重盲検ランダム化比較試験が出されている［Respiratory medicine.2010;104(9):1362-9.］。225名のA型インフルエンザの確診が付いた患者を含む480名のインフルエンザ様症状を呈する患者を対象とした二重盲検ランダム化比較試験であり，安体威は解熱時間でプラセボより17％早く，また関連症状スコアについては50％下げ，いずれも統計的に有意であった。

また日本でも，Kubo Tらは小児を対象に，麻黄湯単独投与群17名，タミフル単独投与群18名，タミフルと麻黄湯併用群14名とに分け，発熱日数を比較した。その結果，麻黄湯単独投与群も併用群も，タミフル単独群より有意に解熱が早かった［Phytomedicine.2007;14(2-3):96-101.］。

　Nabeshima Sらは成人を対象とし，麻黄湯群（10名），タミフル群（8名），リレンザ群（10名）のランダム化比較試験を行った結果，解熱時間はそれぞれ29時間，46時間，27時間であり，麻黄湯はタミフルより有意に早く解熱した。ウイルス発現量やIFN-alpha，IL-6，IL-8，IL-10などサイトカインの活性は全ての群で差がなかった［J Infect Chemother.2012;18(4):534-43.］。

　ノロウイルスに関しては，中医学，日本漢方ともにPubMedではこれといったものがなかった。まあこれは自然治癒するからよしということだろうか。

肺炎

　Pneumonia traditional Chinese medicine RCT でPubMed検索をかけたら4本でてきたが，実際に中医学の薬が肺炎に効いたかどうかをヒトで見たのは1本もなかった。しかし肺炎になったら抗生物質で治すしかないので，漢方に期待されるのはむしろ予防である。認知症の高齢者の肺炎を予防できるかというmeta-analysisがある［Medicine (Baltimore).2016;95(37):e4917.］。
　中国の公的医療保険のデータをレトロスペクティブに調べた研究で，7年あまり追跡した結果，中医学的治療を受けた群は肺炎のhazard ratioが0.62（0.55-0.70）で，中医学治療は認知症高齢者の肺炎発症を有意に抑制していた。

　日本からは著者らの半夏厚朴湯のデータがある。詳しくは前著『高齢者のための漢方診療』に譲るが，誤嚥性肺炎の既往を有する高齢患者に12か月の前向きランダム化比較試験を実施したところ，半夏厚朴湯は有意に肺炎の発症を減

少させただけでなく，自力経口摂取の維持にも有効であり，1年間の観察期間中の静注抗生物質の量も減らした［J Am Geriatr Soc.2007;55(12):2035-40.］。

　先ほども述べたように，無数の感染症について一つ一つエビデンスを探していくのは事実上不可能なので，エビデンス探しはこのくらいにする。ここから先は，感染症に対する中医学的な見方，考え方を紹介し，それに基づいて話を進めていく。

　医学の歴史は，世界中どこでも昔から感染症との戦いである。当然，中国伝統医学にも独自の感染症学がある。太古の時代は，感染症というのも自然環境の変化で起こるのだと思われていた。寒邪とか熱邪という言い方は，寒くなったり暑くなったりすることが炎症を引き起こすと考えられていた時代の名残である。だが次第に中医学でも，感染症というのは風寒暑湿によらず，感染源が身体に入り込むことによって引き起こされるということに気がついた。この学問を温疫論と言って，大体明代の頃におおよそ形作られ，清代に大きく発展した。17世紀呉有性が戻気の概念を提出したのが始まりである。

　呉有性は戻気について，「温疫は戻気によって引き起こされる。戻気は風，寒さ，暑さ，湿度などとは別のもので，物質であり，薬を持って治療することができる。戻気は主に口と鼻から感染する。空気感染する場合もあれば，接触感染することもある。戻気に感染した場合，発病するかどうかは戻気の量と強さ，および生体の抵抗力の程度による。温疫には地域性，季節性が見られる。戻気は様々な種類があり，したがって温疫にも様々なものがある」と総括した。そのうえで，彼は温疫の治療は客邪，つまり感染源の除去が基本であるとした。この温疫論は，のちに清代になって温病学として大きく発展することになる。

六経弁証

　さて，これから述べるのは，中医学における感染症学の基本理論である。

感染性炎症疾患は，傷寒と温病に分かれる。傷寒とは悪寒を伴って発症する感染性炎症疾患を言い，温病は悪熱を伴って発症するものだ。原因で言うなら，傷寒は寒邪によって生じ，温病は熱邪によるということになる。傷寒は六経弁証という理論に従って弁証論治し，温病は衛気営血弁証に従う。六経弁証については前著『高齢者のための漢方診療』に既述したが，これは感染症の漢方診療の基本をなす概念なので，前著を読んでいない読者のためにもここに再掲する。既にご存じの方は読み飛ばしてもらってよい。

　傷寒はその進行程度により，太陽，陽明，少陽，太陰，少陰，厥陰の六段階（六病位）にステージ分類される。これが六経である。その全体像を掴むには，体温グラフを見てもらうとわかりやすい（図6）。炎症性疾患が発症して体温がぐっと上がっていき，同時に悪寒や痛みが生じる初期が太陽であり，その代表的治療薬は麻黄湯，桂枝湯，葛根湯などである。炎症の極期で稽留熱が続くのが陽明で，便秘するタイプは下す治療が基本となり，大承気湯，小承気湯，調胃承気湯

第8章 感染症

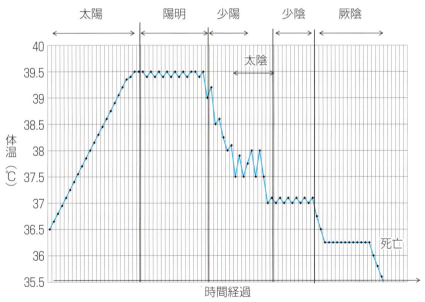

図6　体温グラフ

などを用いる。炎症が長引いて治癒に向かうか，あるいは体力を消耗して炎症が弱まるかして熱が上下するのが少陽であり，小柴胡湯，大柴胡湯などがこのステージの治療薬である。ここまでは闘病反応が明らかで炎症所見が主体である。だが炎症が更に長引くと五臓の機能が傷害されて機能障害が正面に出てくる。主に脾胃（消化吸収機能全般）に傷害が目立つのが太陰で，人参湯，小建中湯などを用いる。循環動態に異常が生じショックなどになるのが少陰で，真武湯，四逆湯などの適応である。全て破壊されて多臓器不全に陥るのが厥陰であってエキス治療はできない。炎症性疾患で傷寒である場合は，この六経のどこに位置するかをまず把握しなければならない。個々の方剤の詳しい説明は前著『高齢者のための漢方診療』ほか成書を参照のこと。私としては，『寝ころんで読む傷寒論・温熱論』（入江祥史著，中外医学社）をお勧めする。ただしこれを寝転んで読める人は相当な漢方の上達者である。

　六経弁証は『傷寒論』という書物に詳しい。『傷寒論』は後漢の終わり頃初版が書き始められ，何度か散逸したり再編集を受けたりした挙げ句，宋代におおよそ形が整えられ，明代になって今に伝わる版本が完成した。傷寒を論じた書であるが，『傷寒論』に挙げられた方剤は同時に様々な慢性疾患，精神疾患にも応用できることが多く，方剤学の基本となっている。例えば，本書の前書きに挙げた「鰻を食い過ぎた著者」のような例である。これは感染症でも何でもないが，病態は陽明病と瓜二つだったから，陽明病と弁証して治療した。こういう応用が利くということである。

　ところである時，私は風邪を引いた。最初はまあどうって事の無い風邪だった。首筋がこわばるので葛根湯を飲んで（もちろん一包ではない。3包を1度に飲む），うどんをすすって暖かくしていたら治った……様に思えた。ところが，その後がいけなかった。秋の気温も大分涼しくなった頃に，窓を開けたまま窓辺で布団もかぶらずうたた寝をしてしまったら，夕方になってまた熱が出てきた。寒気がする。胃が苦しい。昼はうどん一杯しか食べていないのに，胃に石でも入ったように重苦しい。そういえば今朝から排便がない。熱は37度あたりで動かない。寒気はするは，身の置き所はないはでいても立ってもいられ

ない。布団に入って寝ようとしても，煩躁して眠れない。

　これが，本当の「陽明病」なのである。ウナギの食い過ぎではない。本当の，感染症である風邪がこじれた陽明病で，「胃が重苦しい」，「煩躁」，「熱が上がったまま」というのがポイントだ。陽明病は高熱が出ると説明したが，実は必ずしもそうとは限らない。「熱が上がったままで上下しない」のが大事である。そして陽明病の核心は「胃家実これなり」，つまり胃がたまらなく重苦しくって熱が下がらないのである。

　使ったのは麻子仁丸。え，ウナギの食い過ぎと同じ？と思った方，その通り。原因がウナギの食い過ぎだろうが，本物の風邪をこじらせようが，「陽明病」と弁証したら治療は「下す」のだ。麻子仁丸は，今でこそ高齢者の便秘の薬だが，本来は「小承気湯」というれっきとした感染症の際の陽明病の薬の変法で，こういう「高熱は出ないが症状は典型的な陽明病」と言う時に使うのにぴったりである。麻子仁丸を2包のんで，あまり煩躁が激しいのでデパス1mgを併用し，気持ちを落ち着かせて布団をかぶって寝た。ちなみにデパスは近頃評判が悪いが，こうした感染症に伴う煩躁に使うのは理に適っている。

　翌朝5時頃，便意で目が覚めた。排便したら気持ちがすっきりした。熱は36.5度。私の平熱である。しかしどうもまだヒヤヒヤと軽い寒気（悪風という）がするので，桂枝湯でダメ押しをした。陽明病が治った後に表証が残っていたら桂枝湯でダメ押ししろというのも，『傷寒論』に書いてある。陽明病というのは日本ではあまり見ないという人がいるが，実はこうして日常的に起こるのである。

衛気営血弁証

　温病は，衛分証，気分証，営分証，血分証と進行していく。衛分証とは発病初期であり，風熱の邪が口や鼻から体内に入り，往々にして肺を犯す。発熱，

第8章　感染症

悪熱を呈する。気分証はその次の段階で，熱邪が裏に入る。裏とは何かは八綱弁証で説明した。気分証は肺胃熱盛，気分熱盛，腸胃熱結などに分類される。気分証が更に進み脱水が進行すると営分証となる。発熱，口渇，心煩，不眠，意識混濁，譫語などを呈する。温病のもっとも進行した状態が血分証で，営分証の症状に，吐血，喀血，鼻出血，血尿，皮下出血，などが生じる。要するに，血分証とは DIC である。

『傷寒論』が昔からあったのに対して，温病学は清代になって急速に発展した。葉天士という人がもっとも有名だ。だがその頃日本は鎖国をしており，清国と付き合いはあったが，港は限定されており，以前の頃のような自由な往来ではなかった。それで，清代に発展した温病学は日本ではあまり拡がらなかったのかもしれない。まあ，これは私の勝手な推論である。だが地球温暖化が関係しているのかどうかわからないが，最近温病は日本でも増えてきたように思う。夏型インフルエンザなどは温病となるものもある。これからは温病学も取り入れるべきだ。

日本には温病に対する医療用エキス製剤がなくて苦労するが，衛分証にはOTC で銀翹散(ぎんぎょうさん)がある。どうにか日本の医療用エキス製剤で代用するなら，気分証の肺胃熱盛とは気管支炎，肺炎のことで，五虎湯(ごことう)や清肺湯(せいはいとう)を用いる。気分証の気分熱盛は発熱，大汗，激しい口渇を伴う症状で，白虎加人参湯(びゃっこかにんじんとう)を用いる。腸胃熱結は日晡潮熱，腹部膨満，腹痛，大便秘結となり，調胃承気湯(ちょういじょうきとう)で下す。営分証になると治療は難しくなるが，小柴胡湯合温清飲(しょうさいことうごううんせいいん)が候補に挙がる。血分証は既にエキス製剤の範疇ではない。

上記を総括すると，中医学では感染源が何であるかにかかわらず，それが体にどういう反応を引き起こすかに注目して治療するのである。感染したものが細菌であるか，ウイルスであるか，はたまたどんな種類であるかは一切問わない。それが体にどんな病態を引き起こしているか，だけしか見ない。実際に生じた病態に応じて治療が変わる。対症療法，という意味ではない。生じている

病態に則して，病原を分けていくのである。微生物学によるのではなく，病態学で病原の性質を分類する。風邪のように突然発症して，寒気を生じるものは風寒の邪であり，同じく突然発症するが，悪熱を生じるものは風熱の邪というように分類するのだ。

さて，中医学の感染症の理論は以上のとおりであるが，実臨床でよく遭遇する感冒やノロウイルス感染症などに対する実際の薬の使い分けは前著『高齢者のための漢方診療』で詳しく記したからここでは改めて述べない。同書を参照していただきたい。ただ実臨床では，前書で紹介したような感冒の初期（太陽病期）にわざわざ病院に来る人は少ない。感冒で病院に掛かるというのは，よほどこじれてからである。その時に使う薬は，防風通聖散（滑石，黄芩，甘草，桔梗，石膏，白朮，大黄，荊芥，山梔子，芍薬，川芎，当帰，薄荷，防風，麻黄，連翹，芒硝，生姜）である。内分泌の章で述べたが，これは本来やせ薬でも何でもない。悪寒発熱し，鼻が詰まり，咽頭痛がして咳や粘った痰が出る場合，つまり鼻から喉，気管支にかけて広く炎症が及ぶ場合に使う薬である。辛温解表，つまり太陽病期の症状に効く防風，荊芥，麻黄，風邪を散らす薄荷，清熱解毒の連翹，山梔子，黄芩，石膏，桔梗，甘草，補血活血の当帰，川芎，芍薬，利水の白朮，滑石，瀉下の大黄，芒硝という構成だ。風邪が拗れて感冒症状から鼻炎，咽頭炎，気管支炎まで幅広く呈するときに，これ一本で片付けるのだ。

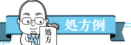
処方例

風邪が拗れて鼻炎から気管支炎まで幅広く炎症が及ぶときに。ツムラ防風通聖散9包毎食後，5日分（1回1包ではまったく効かない。3包ずつ飲ませる）。

第8章 感染症

ムンプス

最後に，典型的な傷寒の経過をとったムンプスの一例を紹介しておく。

背景：17歳男性，脳症後遺症，発達遅滞，全身拘縮。PEG装着。1か月前にムンプスワクチン接種。

現症及び経過
X日夜間発熱し，翌朝40度。呼吸器症状なし。泥状下痢少量あり，嘔吐なし。顔面発赤，手足厥冷。脈浮緊。腹壁緊張強く腸蠕動音強め。X+2日WBC（7180），Neutro（65%）正常，Ly 16.7%と低下。生化学正常，CRP 0.05，尿検査異常なし，肺XP異常なし。インフルエンザA，B，アデノ，溶連菌いずれも陰性。髄液の細胞数，糖正常なるも蛋白定量111mg/dLと上昇，LDH48u/Lと低下。以上より無菌性髄膜炎がもっとも強く疑われた。X+1日よりPEGを中止し点滴，抗生剤開始するも40度潮熱持続。

弁証及び治療
熱型，脈，腹証より陽明病位と弁証するも下痢あり，承気湯類の使用を躊躇，X+2日ツムラ猪苓湯4包合コタロー桔梗石膏4包分4使用するも解熱せず。X+3日，熱，脈，腹証とも変わらないため下痢を熱結傍流と考え猪苓湯及び抗生剤を中止，同日午後よりツムラ大承気湯7包を4-3-3と2時間ごとに投与したところ水様下痢を得た。X+4日より熱型が弛張熱に変化（図7），手足の厥冷が改善。直ちにツムラ大承気湯を止めツムラ四逆散4包分4に変更したところ往来寒熱しつつ解熱し，X+7日に治癒した。なおコタロー桔梗石膏はX+2日からX+5日まで継続した。後日髄液からRT-PCRによって得られたDNA断片の分析により，ワクチン接種による髄膜炎と判明した。

考察
本症例はウイルス性髄膜炎に見られた熱結傍流をともなう陽明病位に対し，大承気湯短期大量投与が著効した一例である。陽明腑証は胃家実だが，熱邪の燻蒸により腸内の津液が下迫されると，腐臭の甚だしい青色の水様便が流出す

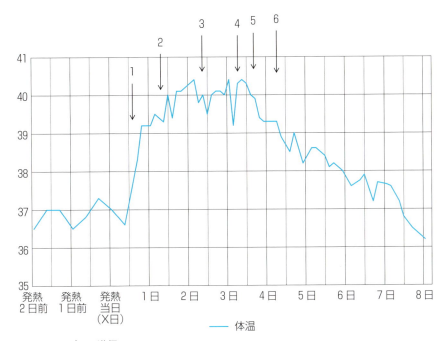

図7 ムンプスの進行
(1) 夜間発熱
(2) 呼吸器症状なし。泥状下痢少量あり，嘔吐なし。顔面発赤，手足厥冷。脈浮緊。腹壁緊張強く腸蠕動音強め。PEG 中止，補液，PIPC 静注
(3) ツムラ猪苓湯 4 包合コタロー桔梗石膏 4 包分 4 使用
(4) 猪苓湯及び抗生剤を中止
(5) ツムラ大承気湯 7 包を 4-3-3 と 2 時間ごとに投与。水様の下痢
(6) 熱型が弛張熱に変化し手足の厥冷が改善。ツムラ大承気湯を止めツムラ四逆散 4 包分 4 に変更したところ往来寒熱しつつ解熱

ることがあり，これを「熱結傍流」といい，承気湯を用いる。本症例では十分な補液と慎重なモニタリングのもと大承気湯の短期大量投与を行い，治癒したものである。その熱形は，典型的な傷寒のそれであった。

第9章 関節リウマチ，膠原病

Traditional Chinese medicine collagen disease で PubMed 検索すると427件ヒットするが内容はやや雑然とし過ぎている。Traditional Chinese medicine rheumatoid arthritis だとさらに増えて651件。RCT で絞ると4件。そのうち1件は芍薬のグルコサイド成分とメトトレキセートの併用療法に関するシステマティックレビュー，もう一本は日本でもリウマチ治療に用いられる桂芍知母湯（桂皮・麻黄・知母・浜防風・芍薬・甘草・白朮・加工附子・生姜，GuiZhi-ShaoYao-ZhiMu decoction）に関する meta-analysis である。桂芍知母湯は日本でも医療用エキス製剤になっている。これによれば，13本の中国及び韓国の RCT を統合して，桂芍知母湯併用治療は一般的な西洋医学的治療より優れていたとされている。ただしいくつかの重大な有害事象も報告されているが，これはおそらく含まれている附子によるものであろう [J Altern Complement Med.2017;23(10):756-70.]。

関節リウマチ

Traditional Japanese medicine rheumatoid arthritis RCT で検索すると意外にも28本ヒットするが，日本漢方の臨床の論文は例によって少ない。Kogure T らは13例のメトトレキセート使用患者に対して桂枝二越婢一湯加蒼朮附子を add-on している。4週間の治療後，disease activity score of 28 joints (DAS28) に基づいて7例が漢方薬に反応し，5例は反応しなかったと判断し

岩﨑注：本章はかなり専門的な内容を含み，使用される方剤もエキス剤の枠をはるかに超える。これは膠原病疾患の特性からやむを得ないところなので，あえて素人向けの方剤解説は省く。

た．症状の改善が見られた群では anticyclic citrullinated peptide antibody（aCCP）の初期値が有意に低かったという．つまり，aCCP はこの漢方方剤の弁証に寄与するかもしれないということである．桂枝二越婢一湯加蒼朮附子はエキスなら桂枝湯，越婢加朮湯，加工附子末を併せて代用できる．

　日本からはリウマチに対する漢方薬の RCT や meta-analysis は見つけることができなかったが，日本でも日常的にエキス製剤として使われている桂芍知母湯の RCT が中国，韓国で何本も行われていて，meta-analysis も出ていたのは興味深い．桂芍知母湯の構成生薬をみると，桂枝と麻黄は解表薬であり，芍薬は営衛を和す．知母，浜防風は清熱薬であり，反対に附子は温裏袪寒して痛みを取る．甘草，白朮，生姜は麻黄，附子によって胃腸を傷つけない配慮であろう．あの手この手で痛みを取っていくのである．三和生薬から医療用漢方エキス製剤が出ていて，関節リウマチも適応症になっている．メトトレキセートや生物学的製剤が普及する前は，著者も良くこれを使った．標準的な治療でも不充分な場合，この併用を考慮してもよい．

　それでは関節リウマチに対して漢方薬をどのように用いたらよいだろうか？　リウマチ専門医の中には「関節リウマチに漢方薬を使うなどけしからん」という先生も少なからずおられる．いくつかの理由があると推測するが，メトトレキセート（MTX）のような有効率の高い薬剤が Key Drug として存在していること，生物学的製剤（bDMARDs）が劇的に有効であること，そして関節リウマチはこれまで考えられていた以上に急速に関節機能障害を起こすことが明らかになってきていることなどが主な理由であろう．漢方治療などをやっている時間があったら一刻も早く MTX や bDMARDs の投与を開始して関節の炎症を抑えよ！　というのが常識的なリウマチ専門医の主張であろう．これに対してリウマチ専門医の資格を持つ漢方医である私（野上）は，実はおおよそ賛成している．ここでは詳しくは触れないが MTX の効果については質の高いエビデンスが十分に存在しているし，bDMARDs に至っては本邦においては全例調査というかつてない方法でその有用性と副作用についての検討が行われている．

「関節リウマチ」という西洋医学的な病名に対してステレオタイプに薬剤を使うのであれば MTX や bDMARDs 以上の効果を漢方薬が出せるとは到底思えない。

前述の Kogure T らの報告では桂枝二越婢一湯加蒼朮附子によって13例中7例に有効性を認めたと報告している。これは MTX の有効性に相当する素晴らしい治療効果である。しかしながら，この13例は十分に経験を積んだ漢方医である Kogure らが桂枝二越婢一湯加蒼朮附子が有効であるはずだと漢方医学的に診断した患者であって，単なる関節リウマチ患者ではない。ACR/EULAR 関節リウマチ分類基準2010を満たした患者に桂枝二越婢一湯加蒼朮附子を投与したら同等の効果が期待できる，というわけでは決してないのである。

では現代の関節リウマチ診療においては漢方薬を用いるべきシーンは皆無なのだろうか？　私はそう思わない。まとまった報告が出せていないため「投与した，治った，効いた」の三た主義だとの批判は当然受けるだろうが，日常診療において漢方治療が有用であったと考えられる例を多数経験しているからである。現代医療において漢方治療を行うべきシーンには三つの場合がある。

一つ目は患者が強く望む場合である。患者の判断の根拠が迷信的な西洋医学に対する恐怖や漢方安全神話によるものであることがあるので，現代医学的な治療の有用性と，漢方薬にも副作用の可能性があることについては改めて説明する必要はあるが，MTX や bDMARDs をどうしても用いたくないという患者は少なからず存在し，我々医師は患者が望まない治療を行うことはできない。そのような場合にはあえて漢方治療のみを行うことがある。期限はＴ２Ｔリコメンデーションに準して３か月。３か月の間に寛解あるいは低疾患活動性を得ることを目標に漢方治療を行い，３か月で目標を達成できない場合にはいたずらに漢方治療のみに拘るべきではない。

用いる漢方薬は越婢加朮湯，桂枝加朮附湯，桂枝加苓朮附湯，桂枝二越婢一湯加苓朮附，桂枝麻黄各半湯加苓朮附，葛根加朮附湯，桂枝芍薬知母湯，大防風湯などの基本的なリウマチ漢方薬と，桂枝茯苓丸，疎経活血湯，治打撲一方などの駆瘀血薬[*1]である。

　基本的なリウマチ漢方薬を選択する際には，基本的に第8章「感染症」で説明された『傷寒論』の六経弁証に基づく。六経弁証はもともと急性感染症である傷寒の治療戦略であったが，現在ではこのように慢性疾患にも応用されるのだ。

　脈の浮沈，虚実，自汗の有無などを診察し，脈浮弱で自汗傾向があれば桂枝湯，脈弦で口渇があれば桂枝二越婢一湯，口渇がなければ桂枝麻黄各半湯，項背のこわばりがあれば葛根湯という具合に方剤を選ぶ。そして関節リウマチは水毒[*2]と冷えが悪化因子であると考え，それを捌く目的で茯苓，蒼朮，附子を加え，桂枝加苓朮附湯なり葛根加朮附湯なりを選択するという方法で基本的治療方剤を決定する。エキス製剤には朮として蒼朮を用いたものと白朮を用いたものとがあるが，関節リウマチ診療においては蒼朮の有効性が高い印象を持っている。

　特別な場合として，偽痛風発作のように関節の熱感・腫脹が強い場合に越婢加朮湯，関節の変形がすでに起きており虚弱傾向と乾燥傾向があれば桂枝芍薬知母湯，関節変形と共に全身倦怠感や貧血など気血両虚を認める場合には大防風湯を選択することもある。また経験的に防已黄耆を加えることで治療効果が上がる例が多いため，煎じ薬ならば防已・黄耆をそれぞれ5-10g程度加え，エキス製剤で治療するならば防已黄耆湯エキスを併用する。さらに関節リウマチにおいては瘀血を認めることが多く，桂枝茯苓丸や疎経活血湯を併用すると痛みが一段と改善することが多い。治打撲一方にも消炎鎮痛効果を期待して

＊1：日本漢方における活血薬の呼び方。
＊2：すいどく，日本漢方の概念で中医学における痰，湿，水滞などとほぼ同意。

用いてよい。

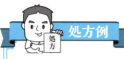

処方例

桂枝加朮附湯3包，防已黄耆湯3包　分3毎食前，まずやってみるならばこの組み合わせで開始する。1か月程度で評価する。CRPの低下に先んじて患者の自覚症状が改善する例が多い。エキス製剤の用法・用量で「毎食前」とされているため食前とした。飲み忘れがないように食後内服でもよいが，処方箋に理由のコメントが必要。

　次に漢方薬を活躍するシーンはMTXやbDMARDsのような標準的な関節リウマチ診療が副作用や有害事象のために十分に行えない場合である。MTXの副作用である消化器症状は造血障害や間質性肺炎と比較すると致死的でないため軽視されがちであるが，嘔気や食欲不振を理由に十分な投与量を用いることができない例や継続投与を諦めざるを得ない例は無視することはできない。MTXによる消化器症状の典型例は，ムカムカした胸やけのような症状が続き，食欲が落ち，MTX服用日は気分が憂鬱になり何もする気が起きず1日横になっていたいという症状を呈する。このような場合には茯苓飲が有効である。連日服用を続ける必要はなく，MTX投与日にだけ併用しても十分に効果が期待できる。気分の落ち込みが強いときには半夏厚朴湯を合方した茯苓飲合半夏厚朴湯とするとよりよい。六君子湯も同様の目的で用いることがあるが，MTXの血中濃度を上昇させる可能性が指摘される甘草を含んでおり，甘草を含まない点でも茯苓飲の方が使いやすい。

　一方でMTXを服用すると腹痛を訴える例がある。特に下腹部がなんとなくすっきりしない，お腹が動かず，ときどき絞られるように痛むという例である。この場合には大建中湯が奏効することが多い。茯苓飲と同様にMTXの服用中のみの服薬で十分に効果が期待できる。bDMARDsの副作用のうち，漢方医学的に対応が可能であると考えられるのは反復する慢性感染症の急性増悪の

予防である。慢性副鼻腔炎の急性増悪や，気道感染症の悪化はbDMARDsを使用する際にしばしば経験され，治療を中断し，抗生剤による治療を行う必要が生じ，関節リウマチの悪化の原因となることがある。そのような例に対して，葛根湯加川芎辛夷や辛夷清肺湯などによって慢性副鼻腔炎の治療を行うことや，麦門冬湯，滋陰降火湯，清肺湯などを用いて気道環境を改善することで感染症の急性増悪を防ぎ，結果として関節リウマチの良好なコントロールに貢献できることがある。

> **処方例**
>
> MTX服用によって嘔気，食欲不振が生じた場合
> 　茯苓飲エキス3包分3毎食前，MTXを内服する日から2日程度，間欠的に服用する。即効性が期待できる。2週間で効果がなければ他の処方な方法を考慮する。
>
> MTX服用によって下腹部痛，便通異常が生じた場合
> 　大建中湯エキス6包分3毎食前。こちらは連日服用しておいた方が良い。2週間程度で評価する。
>
> 関節リウマチに併発する慢性気道感染に対して
> 　麦門冬湯エキス3包分3毎食前。

　最後に漢方治療を行わざるを得ないと考えられるシーンは現代西洋医学的な治療を行うことができない場合である。感染症や間質性肺炎の合併のためにMTXやbDMARDsの使用が躊躇われる症例は少なくない。リウマチ肺による牽引性の気管支拡張症から肺真菌症を併発した関節リウマチ患者の治療経験があるが，MTXもbDMARDsも用いることができず現代医学的にはお手上げともいえる状態であった。その症例に対しては抗真菌薬に桂枝芍薬知母湯を中心に芎帰膠艾湯や四物湯，当帰飲子を用いることで疾患活動性を抑えることができ，良好な経過を得ることができている。漢方薬はなんらかの免疫調整

作用を有していると考えられるが、免疫抑制を来すことはないと考えられており、漢方薬を投与後に感染症の増悪を来したという報告はほとんどない。感染症併発例に対しては積極的に用いてよい。

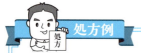

感染症合併例など全体として体力が低下したとき
抗真菌薬に桂枝芍薬知母湯を中心に芎帰膠艾湯や四物湯、当帰飲子。

さて、このように考えると関節リウマチ診療において漢方治療は一定の役割を果たすことができることがわかっていただけたのではないかと思う。関節リウマチは一度発症すると多くの場合は生涯に渡って付き合っていかねばならない疾患であり、治療経過中に様々な合併症や薬剤の有害事象などのトラブルを生じることはしばしば経験される。漢方治療を現代医学的なリウマチ診療に併用することは患者の生涯に渡る闘病を支え、補うことにつながり非常に有用である。

SLE

SLEはどうだろうか。Pubmedでtraditional Chinese medicine SLEとやると75本ヒットするが、大方は基礎研究だったり、採るに足らないものだったりである。さらにキーワードにRCTを追加すると0になってしまう。今のところ、SLEに関して中医学からはこれといったエビデンスは出ていないようだ。日本漢方に関しては言わずもがなである。

実臨床でもSLEの漢方治療は正直なところあまり手ごたえがない。SLE腎症に対してステロイドの減量効果を期待して柴苓湯などが用いられているが著効例を経験したことはない。ステロイド投与によって起きる逆上せなどの副作用軽減に桂枝茯苓丸、桃核承気湯などの駆瘀血剤を用いる。山本巌は病態を

大きく寒熱に分け，熱証には通導散（つうどうさん）に黄連解毒湯（おうれんげどくとう）と四物湯を加減しながら併せて用い，寒証は芎帰調血飲第一加減（きゅうきちょうけついんだいいちかげん）を用いている。これはコタローからエキス製剤が出ているが保険収載されていない。保険収載された類似品としては太虎堂の芎帰調血飲（きゅうきちょうけついん）がある。

> **処方例**
>
> 熱証ならば通導散エキス3包分3毎食前。まずは2週間。下痢などの副作用の発現に注意。寒証ならば芎帰調血飲（きゅうきちょうけついん）エキス3包 分3。大きな副作用があることは少ない。効果判定は3か月ほどかけて。

全身性硬化症

特にエビデンスはないが，私見では八味地黄丸（はちみじおうがん）などの補腎薬や，桂枝茯苓丸，当帰芍薬散（とうきしゃくやくさん）などの駆瘀血剤が皮膚症状の進行を抑え症状を軽減する効果を期待してよい方剤であると考える。手足の尖端の冷え，あるいはさらに悪化して生じた指尖潰瘍には当帰四逆加呉茱萸生姜湯（とうきしぎゃくかごしゅゆしょうきょうとう）を用いる。山本巌は線維化の本質を血瘀とみて，通導散合桂枝茯苓丸（つうどうさんごうけいしぶくりょうがん）で治療している。

> **処方例**
>
> 当帰四逆加呉茱萸生姜湯エキス3包分3毎食前，4週間程度で効果をみる。

シェーグレン症候群

PubMed で Sjögren's traditional Chinese medicine と検索すると52件。Double blind RCT が２本含まれる。Li B らは hydroxychloroquine を使用しているシェーグレン症候群患者40名を中成薬解毒通絡生津方（JieDuTongLuoShengJin granules）上乗せ群と placebo 上乗せ群にランダムに分け，12週間観察後に ESSPRI スコアが中成薬で有意に改善したと報告している［Evid Based Complement Alternat Med.2017;2017:1315432］。

また Hu W らは240名のシェーグレン症候群の患者をランダムに二群に分け，salivary flow rate が中成薬生津潤燥養血顆粒（ShengJinRunZaoYangXue granules）で有意に改善したことを報告している［Chin Med J (Engl).2014;127(15):2721-6.］。

Sjögren's Kampo medicine で検索されるのは Yamaguchi K の論文［Front Pharmacol.2015;6:176.］という総論のみで，特にデータは載っていない。
　麦門冬湯は唾液分泌不全，涙液分泌不全に用いて有効例を経験することがある。口唇乾燥，手足の火照り，のぼせなどがある場合には温経湯を用いるとよい。

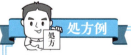

麦門冬湯エキス３包分３毎食前。４週間程度で有効例では唾液分泌増加などのなんらかの自覚症状の改善がみられる。

第10章 訪問診療

　訪問診療は，寝たきりもしくは準寝たきり（外来通院に付き添いが必要なレベル）で医師が必要と判断した場合に自宅もしくは施設に医師の方から出向いて行われる医療である。一般の急性期病院では診察→診断→治療→改善のサイクルを目指す cure を目指す治療を主眼とするが，訪問診療の患者さんは老化に伴い複数の疾患を抱え，介護を要する高齢者であることがほとんどで体力の低下を来しており，癌の終末期を含めて治癒が望めないことがほとんどで，医師・看護師・薬剤師・歯科医師・ケアマネージャー・理学/作業療法士・訪問介護士など他職種連携によって care を重点的に行い，介護者を含めたプライマリーケアに準じた包括的アプローチを行い，生活の質を維持向上させることに主眼に置いている。

　訪問診療は医師が自宅や施設に伺うことによって，御本人の病状，生活状況，介護状況，介護者の精神身体状況をトータルに勘案し診療にあたる必要性がある。一般的には総合診療的マインドセットに加え，介護保険のサービスの知識や，緩和ケアの知識，認知症に対する知識などが必要とされている。また一方西洋医学的アプローチにおいて，採血採尿，時に心電図やレントゲンや簡易エコー検査くらいまではなんとか在宅で可能ではあっても，急性期病院に比し濃厚な検査は期待すべくもないので診療上の制約は多い。こうした状況下において漢方診療はいささかの熟練を要するとはいえ，特徴的な身体診察技法，すなわち舌や脈やお腹，顔色やにおいなど含めた五感を用いた診察的アプローチと特徴的な病歴聴取によって，程度の差こそあれあらゆる病態に治療介入が可能であり，訪問診療の質を上げる，標準的治療やケアに加える追加ツールとして有用と考えられる。したがって治療として漢方のみに拘泥するのではなく種々の方策を柔軟に組み合わせた方法が望ましい。以上を踏まえ多分に私見は入るが個人的経験

を踏まえ漢方診療について述べたいと思う。

　一般に高齢者は身体や精神の種々の機能において，たとえば身体機能ではフレイルとよばれる脆弱性，それに伴う歩行レベルの低下および易転倒性，さらに進行するとBarthel indexに象徴されるような排泄や着替えや入浴や食事など日常動作の障害，精神面においてはMCIや認知症などに伴う日常の記憶や判断力の低下が生じ，さらに進行するとBPSDと呼ばれる徘徊，暴言暴力，介護抵抗，妄想などを伴ってくることが多く，これらが介護負担要因となり，また在宅診療導入および継続の阻害要因となることが多い。以下に述べる内容がいくばくかの助けになれば患者さんおよび患者家族のサポートになればうれしい。

　以下まとまりには欠けるが在宅診療における漢方診療の著者の気づきを述べていく。

コリン作動性鼻炎

　寒暖差で誘発されるコリン作動性鼻炎が寝たきり患者さんでは後鼻漏となって吸引が必要になったりするケースがある。そのような場合苓甘姜味辛夏仁湯（りょうかんきょうみしんげにんとう）が有効なケースが多い。茯苓（ぶくりょう），甘草（かんぞう），生姜（しょうきょう），五味子（ごみし），細辛（さいしん），半夏（はんげ），杏仁（きょうにん）の7種の生薬からなり，小青龍湯（しょうせいりゅうとう）（麻黄（まおう），桂枝（けいし），芍薬（しゃくやく），細辛，五味子，半夏，乾姜（かんきょう），甘草）に似るが解表薬である麻黄，桂枝は除かれている。もともと『金匱要略』に記載された処方で寒痰症（色の透明な薄い痰を伴う咳嗽など）に用いられている。一般に麻黄は，身体の衰弱した少陰病期に用いられる麻黄附子細辛湯（まおうぶしさいしんとう）を除いて高齢者に高血圧や動悸や発汗過多などの副作用が懸念されるので，それらが除かれている同処方は高齢者に使いやすくかつ有用な印象をうける。舌が痩だったり裂紋がある場合（陰虚を示す）は生薬の組成上温燥の薬が多いので長期連用を避けるか陰を補う麦門冬湯（ばくもんどうとう）や滋陰降火湯（じいんこうかとう）を併用するとよい。

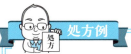

処方例

頻回に痰の吸引を要する人で後鼻漏が原因と考えられる人。ツムラ苓甘姜味辛夏仁湯 3 包毎食後。こういう患者さんは胃瘻や経鼻経管をされているケースも多いので，その場合は湯に溶かして管から入れる。

便秘

高齢者の便秘のコントロールはしばしば難渋し，しばしば浣腸や摘便が必要になり介護者の負担となることが多い。一般には麻子仁丸が良く用いられている。生薬構成は大黄，杏仁，枳実，厚朴，芍薬，麻子仁からなり，原典は『傷寒論』であり脾約便秘（食欲があり小便の回数は多く便が堅くなった状態を示し，脾が虚して胃の津液が巡らなくなった状態）に用いる。そのような状態では西洋医学では酸化マグネシウムが用いられるが用量調整が往々にして必要で難渋することが多い。そのようなときに代替薬として効を発揮する。一般に腸閉塞の再発予防に大建中湯が用いられるが，お年寄りの方で腹壁から腸管内の移動するガスを触知するような腹壁が弱い人に用いるとよい。また腹壁が堅く力があって張っていて尿が濃くて少ないタイプには便が直腸まで詰まっており硬い便塊が触れ時にその脇から下痢便が漏れる（熱結傍流という）ようなこともあるがその場合は承気湯類を用いるとよい。

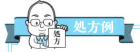

処方例

頑固な便秘で種々の下剤が処方されているが排便が不十分な人。ツムラ麻子仁丸 1 ないし 2 包眠前。量は介護者に調整させてもよい。

第10章 訪問診療

下痢

　高齢者の下痢の場合おむつ交換の負担がかえって便秘より大変となる。また胃瘻を造設して経管栄養にした場合下痢に難渋することも多い。多くは虚証の場合が多く，浮腫を伴うケースには五苓散（ごれいさん）が有効である。五苓散には利小便実大便（利尿することによって便を固くする）の作用がある。手足の冷えがあり，皮膚が白くて浮腫（むく）む場合は真武湯（しんぶとう）がよい。浮腫を伴わない下痢の場合は啓脾湯（けいひとう）がよい。

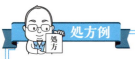

> 胃瘻から入れる流動栄養食で下痢して処置に困った人。人参湯を試みたが無効で，真武湯にしたらぴたりと止まった。ツムラ真武湯朝夕食後，胃瘻から。

食欲不振

　高齢者の食欲不振は一般的に良く見られる症状で「胃気なきものは死す」といわれ，経口摂取が低下した場合，特に超高齢者で家族に胃瘻などの延命処置の希望がなければ一つの抵抗手段として漢方を用いて有効なケースもある。一般には腸管ぜん動を促すとされる六君子湯（りっくんしとう）がある程度エビデンスがあり広く用いられるようだが，個人的には有効なケースが少ない印象を受ける。食欲不振を来たす高齢者でしばしば脈浮弦大按無力と一見表面はしっかり触れて強そうだが按ずると脈がなくなる感覚の脈が見られることがある。その場合は中医学でいう脾気下陥症に合致するのだが，よく言われる下痢や脱肛，臓器下垂などは見られないことも多い。そんな場合は補中益気湯（ほちゅうえっきとう）で経口摂取が回復し体重も回復

することがある。もともと中国の戦乱時代で飢餓状態が常態でかつ生薬入手も難しかった金元時代の李東垣(りとうえん)という人の『内外傷弁惑論(ないがいしょうべんわくろん)』という書物に記載されている補気剤の代表的処方の一つである。構成生薬の用量は『傷寒論』の方剤に比べると少ない。ただその主薬は黄耆(おうぎ)で胃気を持ち上げるので逆流性食道炎や嘔吐などの胃気の上逆を来しているケースでは避けた方がよい。

　高齢者で嚥下機能困難な場合は訪問歯科や言語療法士（ST）による嚥下評価を受けながら，漢方ゼリー（龍角散で発売）や他のゼリーやプリンやヨーグルトなど比較的嚥下が容易なものに混ぜて工夫するとよい。漢方のエキス剤のつぶつぶが飲みにくくて毛嫌いする人もいるのでそのような方にも上記方法が有用と思われる。陰虚を伴う場合は，一般に夏バテで用いる補中益気湯の加減方である清暑益気湯(せいしょえっきとう)を夏場以外でも用いるとよい（保険診療上認められない可能性もあるが）。五味子や黄柏(おうばく)や麦門冬(ばくもんどう)が加わっており，補中益気湯の補気に補陰が配慮された形となっている。

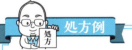

高齢者の特に原因が見当たらない食欲不振に，コタロー補中益気湯2包1日2回。ツムラでなくコタローを推奨するのは，原典通り白朮を用いているからである。食欲が戻れば止めてよい。ただし高齢者ではしばしば脱水や感染症が食欲不振の契機となり，その他の症状に乏しいことがあるので，その検索を怠らないこと。

第10章　訪問診療

認知症

　高齢者の認知症では興奮が主として介護負担となるのだが，時に逆にアパシータイプともいうべき，食事だけはどうにか食べるがそれ以外は昼夜問わずほとんど寝ているようなタイプがあり，時に西洋医学ではアリセプトが奏効することがある。漢方では『傷寒論』の条文　第282条の「少陰の病たる脈微細にて但寝(いね)んと欲す」に相当すると思われ，本人はねむけで横になっているというよりも熟睡はできていないのだが横になっていないとシンドイといった方が正解で，この場合は少陰病の代表処方である真武湯が有効である。中医的には腎陽虚の代表処方であり人間の本来の持っている生まれながらのエネルギーが老衰で枯渇しかかっている状態を表している。認知症があると改善経過とともに興奮などの症状がでることがあり，その場合はアリセプト同様中止減量する。

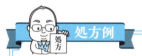

このような症例は老衰であり，治療の対象であるのか否かという疑問が残るが，ツムラ真武湯をもし飲めるのであれば試みてみてもよい。1回半包，1日2回。2，3週間やってみて効果がありそうだったらしばらく続ける。ただしいずれは老衰が進行するのはどのみち避けがたい。

こむら返り

　高齢者にかかわらずこむら返りは一般的に芍薬甘草湯(しゃくやくかんぞうとう)が有効だが効果がないケースも散見される。その場合西洋医学的にはリボトリール®などが有効だが，特に在宅医療が必要な超高齢者ではねむけなどの副作用で転倒リスクを高めて使えないケー

スもある。その場合八味地黄丸(はちみじおうがん)が有効なことがある。原本は『金匱要略』で組成は地黄(じおう)，山茱萸(さんしゅゆ)，山薬(さんやく)，沢瀉(たくしゃ)，牡丹皮(ぼたんぴ)，茯苓(ぶくりょう)，肉桂(にっけい)，附子(ぶし)からなり　三補（地黄，山茱萸，山薬）の補うものと三瀉（沢瀉，牡丹皮，茯苓）の瀉するものに肉桂，附子という温補の生薬を組み合わせたもので，補剤ながらバランスのとれた方剤であり，中医学的には高齢者の生命力が弱った腎陽虚の人の保健薬（今で言うサプリメントのようなもの）といえ，老化で下肢筋力を伴ったこむら返りに有効なことがある。

処方例

ツムラ八味地黄丸１包眠前。ただし八味地黄丸は80歳以降の高齢者にはあまり効果が判然としない印象がある。昔の高齢者というのは50,60代であったので，今でいえば中年から初老に当たる。八味地黄丸はむしろそうした初老期の加齢に伴う諸症状に効く方が多い。

嚥下能力低下

在宅患者の嚥下能力低下は頭の痛い問題である。しばしば老人では自覚の乏しい低栄養があると言われ，経口摂取低下が加わると頸部筋群の筋力低下が加わりより悪い方に修飾される。また明らかなむせのエピソードが伴わない不顕性誤嚥であることも多く，高齢者の主たる死因の多くを占める誤嚥性肺炎のリスクとなりうる。一般には在宅では誤嚥性肺炎予防には訪問歯科などで口腔ケア，口腔リハビリなどを行ったり，投薬としてアンギオテンシン変換酵素阻害薬，抗血小板剤であるプレタール®，抗パーキンソン病薬であるシンメトレル®などが用いられたりする。漢方では半夏厚朴湯(はんげこうぼくとう)が有効とされ特に胃食道逆流を伴うケースや常時喉に痰がらみがあるケースでは有効である。一般には梅核気（喉に梅の種がひっかかった感じ）に用いられるが生薬構成は半夏，厚朴，茯苓，蘇葉(そよう)，生姜

の5種からなりこれも温燥のものが多く陰血不足（舌が痩せたり裂紋があるもの）の方には用いないか，短期にとどめた方がよいと思われる。

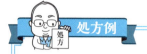
処方例

嚥下障害がある患者，誤嚥性肺炎の既往のある患者に半夏厚朴湯（はんげこうぼくとう）3包分3ないし2包分2。そもそも嚥下障害がある患者に漢方を飲ませるには，前述の漢方ゼリーのほか各種ゼリー，ヨーグルトなど，その人が食べられる何かに混ぜ込むとよい。陰血不足というのは痩せて血の気がなく，かさかさした印象の高齢者である。中医学的には確かに半夏厚朴湯は適さないはずだが，実際にはこの処方による有害事象報告は湿疹が数例ある程度でごく稀である。また著者岩崎の経験ではこの処方が効いているのは服用している間だけで，やめると嚥下障害が再発する。中医学的セオリーを重んじるか，新しいデータを重んじるかは議論があるところである。

BPSD

在宅では認知症の患者さんを拝見することがあるが，一番困るのは記憶障害などの中核症状よりも徘徊，昼夜逆転，暴言暴行，介護抵抗などの BPSD である。介護者の介護負担の主要因の一つであり，本来は抗精神病薬は使わない方がよく生命予後的にもその方がよいエビデンスもあるのだが，介護者の負担を勘案すると，やむを得ず使用せざるを得ないケースも多い。漢方では抑肝散（よくかんさん）や柴胡加竜骨牡蛎湯（さいこかりゅうこつぼれいとう）や黄連解毒湯（おうれんげどくとう）などで報告がある。他の抗精神病薬に比較して切れ味は劣るが，傾眠，ふらつきなどの副作用もマイルドな印象を受ける。

> **処方例**
>
> 抑肝散はすでにあまりに有名なので，処方例としては挙げない。老健施設で周りの利用者との間で精神的トラブルが多く，かんしゃくを起こして食事を拒否する人にツムラ抑肝散化陳皮半夏3包1日3回で出したら気分が落ち着き，食事を摂るようになったことがあった。陳皮と半夏は気を巡らし食欲を出す効果があるので，こういう時は試したらよい。

頻尿・失禁

　在宅患者さんの頻尿や失禁も困った問題の一つである。男性では前立腺肥大とそれに伴う過活動膀胱，女性でも過活動膀胱の患者は多くみられ，西洋医学的には骨盤底筋体操の指導やベタニス®，ベシケア®などの投薬が用いられるがすべての患者さんに有効でもない。また抗コリン作用に伴う口渇やせん妄の誘発要因となりうる。中医学的にいうと腎虚による腎気不固の状態だがエキス剤では腎気を固摂するにふさわしいものがなく，やむを得ず六味丸，八味地黄丸，牛車腎気丸などで代用する。ただそれらの成分に沢瀉，茯苓，車前子など逆に利尿を促す成分のものもあり，効果不十分の場合も多く稀に増悪するケースも経験する。その場合気の固摂作用に長けた黄耆を主薬とする補中益気湯を少量併用するとうまくいくことがある。

> **処方例**
>
> 高齢患者の尿失禁，頻尿にツムラ牛車腎気丸を試すことはあるが，上記にあるごとくエキス剤の効き目はあまり期待できない。

乾燥肌

　超高齢者は特に乾燥する冬場に湿疹を伴わない痒みに悩まされることが多い。老人性皮膚掻痒症，俗にいう乾燥肌で一般に尿素系のローションであるウレパール®やヒルドイド®に痒み止めの軟膏レスタミン®や少量の弱いステロイド軟膏などを適宜混合して対応することが多い。酷い時には抗アレルギー剤も併用することがあるがその抗コリン作用が老人に認知機能面を含めた副作用を生じることが懸念される。対症的には有効であるが根本的改善にはつながらないのでその場合当帰飲子（とうきいんし）が有効な場合がある。中医学的に血虚生風に用いられ，皮膚の乾燥したかゆみ止めの入った処方でありどちらかというと陰血不足の人に用いるので舌診で苔が厚い人は用いない方がよい。

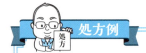
処方例

ツムラ当帰飲子3包毎食後。1か月も続けると著効を示すことが多い。

がんの疼痛

　癌の疼痛管理にWHOのステップラダーに従って行うことは論を待たないが，時に漢方薬が有効なことがある。胃癌の経口摂取低下した終末期に安中散（あんちゅうさん）を用いて有効だった経験がある。その患者さんは最期までNSAIDSや，麻薬を使う必要はなかった。安中散には延胡索という理気止痛作用のある生薬が入っており，それが有効であったと考えられた。中国では癌のあらゆる局面（術後の発症予防，化学放射線療法中の副作用軽減，高齢で手術できない人や副作用で抗がん剤が使えない人，または最初に漢方をトライしたい人など，あるいは緩和ケアとして，化学療法と相乗効果を期待して etc.）で漢方薬が用いられている。一般の弁証論治に従いつつも弁病論治として抗がん生薬（日本では保

険適用でない白花蛇舌草，半枝蓮，半辺蓮，竜葵，山慈姑など）を用いつつ，清熱解毒，化痰散結，活血消腫，理気止痛などの作用のある攻撃的な生薬を中心に補の作用のある生薬を適宜加えながら攻補のバランスを取りつつ治療する。日本でも自費の煎じ薬なら対応が可能である。在宅でも自費で生薬を用いながらの治療は可能とは思われるが，連日30分程煎じるのに手間暇かける介護力の必要性の問題（もともと老々介護の二人暮らしでかつ片方に認知機能障害，片方に運動障害ということも稀ではない），経口摂取低下するほど衰弱した場合煎じ薬を十分飲めるほどの体力気力がない場合は困難であること，自費での出費が余儀なくされることが制約となると思われる。

皮膚の細菌感染症

一般の皮膚の細菌感染症に抗生剤投与することは常識的だが身体が虚している場合，発赤はないのだがなかなか膿を排膿できない場合を経験する。中医学では陰疽といって体力が弱った状態での化膿性皮膚感染症を表し，一般の健康若年の蜂窩織炎や皮下膿瘍に見られるような著明な発赤な圧痛あるタイプである陽疽とは区別する。陽疽は西洋医学の抗生剤，必要有れば切開排膿，漢方なら黄連解毒湯などの清熱解毒薬で対応は比較的容易だが，陰疽は抗生剤のみでは改善に難渋したり時間を要することもありその場合は排膿散及湯が有効である。排膿はされるが傷の治癒だけが困難な場合は黄耆の托裏排膿（身体の奥にある不純物を表に膿として出すのを助ける）に期待して補中益気湯を併用するとよい。

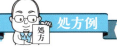

著者（岩崎）は難治性の褥瘡にはたいてい標準治療に補中益気湯を併用する。ツムラ補中益気湯3包一日3回。治るまで続ける。

腰痛

　腰痛は高齢者の頭の痛い問題である。介護保険上は通所リハ（デイケア）もしくは訪問リハビリを利用し通常の生活指導として腹筋背筋のリハビリ，対症療法として湿布などの外用剤，NSAIDS 弱オピオイドの麻薬，抗うつ薬（サインバルタ®が保険適応になった）などを投与する。骨粗しょう症があればビスフォスフォネート製剤の投薬，特に腰椎圧迫骨折があれば連日フォルテオ皮下注が骨粗鬆症に伴う腰痛にエビデンスがあるが連日皮下注は介護者もしくは本人の負担になると思われる。往診してくれるところがあれば腰痛であれば保険適応なので鍼灸治療なども考慮されてよい。一般に中医学的には腎虚として対応されるが生薬としては強筋壮骨薬（牛膝，杜仲，桑寄生，続断，補骨脂 etc.）が望ましいがエキス剤として牛車腎気丸くらいしかない。効果も限定的でかつ成分中の生地黄が胃に触ることで運用が困難なことも多い。瘀血の要素があれば下肢の瘀血に用いる疎経活血湯を用いると有用なことがある。

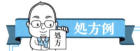

> 上記の吉澤先生の解説にもある通り，後期高齢者の腰痛にエキスの牛車腎気丸はほとんど期待できない。三和生薬が出している葛根加朮附湯 3 包にツムラ疎経活血湯 3 包を合わせるとどうにか軽減することがある。ただ麻黄を含むので胃腸障害が生じる場合もある（岩崎）。

膝痛

　高齢者の膝痛も頭の痛い問題である。腰痛の場合と同じく介護保険のリハビリサービスを利用しながら大腿四頭筋訓練などのリハビリ指導，太っていればダイエット指導，対症療法として NSAIDS，弱オピオイド，サインバルタな

どを用いる。関節に拘縮あれば介護保険外で訪問マッサージを利用するのも一助である。同時に漢方としてはエキス剤なら牛車腎気丸や疎経活血湯や防已黄耆湯（ぼういおうぎとう）や越婢加朮湯（えっぴかじゅつとう）などが改善に寄与することがある。

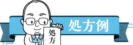

純然たる腎虚なら牛車腎気丸や八味地黄丸，血於が認められれば疎経活血湯，関節水腫など湿があれば防已黄耆湯，それにさらに炎症を伴えば越婢加朮湯（えっぴかじゅつとう）である。いずれも1日2包で1，2か月試したらよい。

以上在宅の漢方治療について概略を述べた。一般的に訪問診療で行われる対応に加え，漢方診療を加えることが患者さんのケアのサポートツールとして有用でありえると考える。

第11章 心身症

　一般内科をやっている以上，心身症は避けて通れない。既に NERD や FD，IBS など心身症に含まれるいくつかの疾患を取り上げたが，一応ここで総括しておきたい。では毎度のように，PubMed 検索から始める。

　と，ここまで書きかけて，「心身症って何だ」という疑問が湧いた。早速ググって Wikipedia を見たら驚いた。心身症（psychosomatic disease）は，身体疾患の症状発現や症状の消長に心の問題の関与が大きい身体疾患の総称とされているが，実は ICD にも DSM にもそのものずばり psychosomatic disease というくくりはないというのだ。日本独自の概念なのだろうか？狐につままれたような思いのまま psychosomatic disease と PubMed 検索したら23,831件ヒットした（2018.4.5現在）。海外に psychosomatic disease という概念が存在しない，ということではないらしい。

　そこで psychosomatic disease と traditional Chinese medicine を掛けてみると29件ヒットする。最新論文は基礎データで，2番目は東北大の高山真先生達がやったレビューだ。だがこれは大規模災害における漢方の効果を論じたもので，心身症を中心に扱ったものではない。『Forsch Komplementmed』というドイツのジャーナルが二篇ほど論文を載せているのでアブストラクトを見てみるが，Weidenhammer W "Quality Profiling at the TCM Hospital Bad Kötzting - Examples from an Ongoing Systematic Patient Documentation". [Forsch Komplemented. 2016;23Suppl2:8-15] というのは「ウチの病院の患者層の分析」の類でたいして参考にはならない。East meats West: Synergy through Diversity という御大層なタイトルの Hager S らの総論 [Forsch Komplemented

2016;23 Suppl 2:3-7］も同じ施設からでたものだが，「ウチではこうやって心身症を中医学で治している」といった感じのもので，エビデンスとはほど遠い。結局29件全部当たってみたが，心身症に対する中医学の質の高いエビデンスは見いだせなかった。

Psychosomatic disease traditional Japanese medicine で検索すると15件ヒットする。いずれも総論か症例報告ばかりだ。Miwa H らの論文［J Gastroenterol.2015;50（2）:125-39.］が入っているのは，多分 FD の治療法の一つとして六君子湯が取り上げられているのだろう。それは既に消化器の章で説明した。

というわけで，PubMed で検索する限り，中医学でも日本漢方でも心身症に関してこれと言ってぱっとしたエビデンスは見当たらない。よく「漢方では心身一如であり，これは心身相関という心療内科の概念と一致するから漢方と心身医学の関連は深い」と言われ，日本東洋心身医学研究会なる組織まであるのだが，冷静にエビデンスを調べてみるとこんなものだ。無きに等しいのである。ちなみにこの日本東洋心身医学研究会というもの，私は試しに二回ほど顔を出してみたが，およそ EBM とはほど遠い，というか学問とはほど遠い内容で，呆れて帰ってきた。心身医学に漢方が効くというのは，相当思い込みが混ざっていると言わざるをえない。そもそも WHO の疾患定義である ICD に載っていない「心身症」を「治療する」ということの意味論から始めないと，これは話が始まらない。だがそれは本書の範疇を超える。

では心身症に漢方は全く無力なのか。私はそうは思っていない。血圧がストレスで変動するのは誰でも知っていることだ。高血圧症の治療は今やほとんどメガスタディに基づいて行われるのが基本だが，漢方を知り抜いている鹿児島の斉藤寛史医師は高血圧治療について Facebook で私にこう語ってくれた。

「私は，交感神経が緊張している人（頻脈や期外収縮多発）にはメインテートかアーチストを用います。β遮断薬は後発品は効果が不十分な印象がありま

す。

　水滞がある人には利尿薬。特に，夜間に尿量が増える人にはサイアザイド。血清カリウム値が低い人にはアルダクトンAか，セララ。心不全がある人にはループ利尿薬を用います。末梢が締まっている人にはカルシウム拮抗薬をファーストチョイスで用います。ACE阻害薬はファーストチョイスにアドオンします。空咳が出るようならARBに変更します。拡張期血圧が高い人は瘀血があることが多いので，通導散か桂枝茯苓丸を併用します。肩凝り，首凝りが血圧と連動して出現する人，血虚の人には，七物降下湯を併用します。のぼせや不眠があれば黄連解毒湯を併用します」。

　これは，西洋医学と漢方医学に通暁している人ならではの言葉である。「心身症」というくくりだけでは語れない。「高血圧」という一つの事象に対して西洋医学的解釈と漢方医学的解釈を自由自在に組み合わせて実臨床を行っている。「水滞」という漢方概念と「利尿薬」という西洋医学概念が斉藤医師の頭の中では矛盾なく連動しているのだ。高血圧の成書では，降圧薬を三剤使ってもコントロールできない場合は二次性高血圧を疑って専門医に紹介せよと書いてある。だが実際には，二次性高血圧が否定されてもコントロールが難しい高血圧は多い。斉藤医師のように西洋医学と漢方医学の両方に通暁していれば，そのような症例にも様々な対処の仕方がある。だがそれは，高血圧にはなんとか湯，という理解では到底不可能な話だ。斉藤医師は「のぼせや不眠があれば黄連解毒湯を併用」とさらっと書いているが，これは心火上亢に黄連解毒湯という中医学の常識を踏まえての話だろう。中医学の基本がわかれば，こういう高血圧治療も可能になるのである。

　既に述べたとおり，私は基本的には高血圧治療に漢方は用いない。総死亡率，心疾患発症率，脳血管性疾患発症率などのデータが乏しいからである。だが目の前の患者の血圧が下がらないのではお話にならない。取り敢えず高すぎる血圧は下げた方がいいだろう。漢方医学，中医学を弁えていれば，降圧薬だけでは下がらない血圧も下げることができるということは，一般内科医として覚え

ていて欲しい。そしてどうしても血圧コントロールができない本態性高血圧にぶつかったら，漢方医を紹介してみるというのも一つの手なのである。

　私自身の，というか正確には私の師匠の症例を一つ。私に漢方の手ほどきをして下さったのは塩竈にある坂総合病院漢方内科の神久和先生である。先生の外来の陪席をしていたとき，何と東北大の第二内科から高血圧患者の紹介があった。東北大の第二内科と言えば今では腎高血圧内分泌内科と名乗る，高血圧の一流どころである。ここが一生懸命治療したが治らない，二次性高血圧は否定されているから漢方でどうにかならないかというのだ。まだ ARB は上梓されておらず，カルシウムブロッカーとβブロッカーと利尿薬と ACE インヒビターが全部入っていて，それで収縮期血圧が160から180mmHg，拡張期が90から100という40代の男性だった。初診時の問診を聴いていて，ああこれはだいぶ仕事がらみのストレスが強いなということは私にもわかった。きっと五臓の「肝」に作用する薬を出すのだろうなと思ってみていたら，案の定神先生は大柴胡湯（だいさいことう）を出した。

　大柴胡湯（柴胡（さいこ），生姜（しょうよう），黄芩（おうごん），芍薬（しゃくやく），半夏（はんげ），大棗（たいそう），枳実（きじつ），大黄（だいおう））はもともと『傷寒論』で少陽病期に使われた方剤だが，柴胡，黄芩の組み合わせは疏肝解欝に作用し，芍薬，半夏は理気作用があり，大黄は活血清熱するから，肝気欝結して化熱したものに使ってよい。つまりストレスが溜まってのぼせたり血圧が上がったりする場合に使うのである。この患者さんはこれを飲み始めて1か月で血圧が下がり，1日3回だったのを2回に減らし，ついに半年後には大柴胡湯を廃薬できてしまった。漢方的には「セオリー通り」とは言え，東北大の第二内科がお手上げの高血圧を漢方一剤で難なく治してしまったのには正直舌を巻いた。高血圧に漢方を使うのは，こういうときである。

第11章　心身症

第12章

女性の病態

　この本のテーマは「一般内科の漢方診療」なので，女性特有の病態にどこまで触れるべきか悩ましい部分もあるが，内科が全身の幅広い愁訴を取り扱う診療科である以上，更年期症候群，月経困難症，月経前症候群などの症状で外来を受診する患者はいるということで本章を設けることになった。実際に内科医である私（野上）の漢方専門外来は受診患者の約8割が女性であり，女性特有の病態に対して漢方治療を行う機会は少なくない。ここでは更年期障害，月経困難症，月経前症候群について触れる。ただし内科外来において子宮，卵巣などの女性器周辺の診察を行うことは困難であるから，下腹部痛や性器出血などを扱う場合には，子宮頸がんなどの悪性腫瘍の除外を含めて婦人科受診を勧めることも忘れないようにしたい。

更年期障害

　Menopause, traditional Chinese medicine で PubMed 検索すると208件出てくる。RCT に絞ると32件となる。まず目に入るのが鍼灸治療の報告の多さである。更年期障害に伴う不眠，ドライアイ，運動血管障害などに対して鍼治療が有効であることが示されている［Sleep.2017;40(11).］，［Int J Nanomedicine.2017;12:1663-71.］，［J Altern Complement Med.2014;20(7):550-7.］。

　また，漢方薬と鍼灸を組み合わせた場合の方が，漢方薬単独療法よりも優れているとの報告が複数あり，日本の医療現場では制度上，漢方薬の投与と鍼灸治療を同時に行うことがやや難しいことがもどかしい。まあ，やる気さえあれば医者は鍼灸治療をやってよいのだからしっかりと勉強して自分で鍼灸治療を行えばよいのだが，残念ながら現在の日本の医学教育で鍼灸治療が教育される

機会はほとんどなく，鍼灸治療の効果について懐疑的な医者の方が多いように思われるのは悲しむべきことだと思う［Menopause.2014;21（1）:15-24.］，［Altern Ther Health Med.2011;17（4）:48-53.］，［Chin J Integr Med.2010;16（6）:498-503.］。

　漢方薬による治療に目を向けてみよう。Danzhi Qing'e formula，Erzhi formula および2剤の併用が有用だという報告［Menopause.2016;23（3）:311-23.］，Xiaoyao pill が更年期障害の女性のうつによる食欲不振に有効だという報告［World J Gastroenterol.2014;20(44):16739-44.］，Zhi-Mu14が更年期障害のホットフラッシュとQOLの改善に有効であったという報告［Menopause.2014;21（1）:15-24.］，Jiawei Qing'e Fang が同じく更年期障害のホットフラッシュとQOL の改善に有効であったという報告［Menopause.2012;19（2）:234-44.］，Zhi Bai Di Huang Wan がホルモン補充療法劣るものプラセボと比較して顔面紅潮に軽減に有効であったとする報告などがある［Maturitas.2007;58（1）:83-90.］。

　これらと比較すると日本の漢方薬の治療効果を示す報告は驚くほど少ない。日本の保険診療で用いることができる方剤でいえば，Yasui らから桂枝茯苓丸（桂皮・茯苓・牡丹皮・桃仁・芍薬）と加味逍遙散（当帰・芍薬・朮・茯苓・柴胡・牡丹皮・山梔子・甘草・薄荷・生姜）がホットフラッシュのある女性のそれぞれ73.7％，69.2％に有効でIL-8などのサイトカインレベルに影響があるという報告が出されているが，対照薬群，無治療群が設定されておらず厳密には桂枝茯苓丸，加味逍遙散の効果の有無に言及することができない［Menopause.2011;18（1）:85-92.］。

　Ushiroyama は桂枝茯苓丸がホルモン補充療法と比較して下半身の寒さを伴う顔面紅潮に有効であることを報告しているが，桂枝茯苓丸の症状改善の大きさはホルモン補充療法の4分の1程度であったともしており解釈が難しい［Am J Chin Med.2005;33（2）:259-67.］。

　一方で，残念ながら桂枝茯苓丸の更年期障害についての効果は見出すことが

第12章　女性の病態

できなかったとする報告もある。これは45〜58歳のアメリカ人女性閉経後女性178名を対象に桂枝茯苓丸エキスの有用性を検討した無作為化，二重盲検プラセボ対照第Ⅱ相試験であるが，本研究では桂枝茯苓丸エキス 7.5g/日または 12.5g/日の12週間投与は，Mayo Clinic Hot Flash Diary, Greene Climacteric Index，および Pittsburgh Sleep Quality Index においてプラセボと有意な差がなく（P＝0.990），更年期症状を改善したり，睡眠の質を向上させなかったと結論されている。悪いことにこの研究では桂枝茯苓丸エキスにより参加者の20％に下痢が発生した［Menopause.2011;18(8):886-92.］。

さて，こうしてエビデンスに注目して更年期障害に対する漢方治療を考えると，日本の医療用漢方エキス製剤を使って更年期障害が治せるのか少々自信がなくなってくるが，文頭に記載したように実臨床での有用性は高いと感じているし，実際に多くの臨床現場で漢方薬が使われている。日本語文献ではあるが，更年期障害に対する漢方療法とホルモン補充療法の効果を比較し，総合的効果として効果ありの回答率はホルモン補充療法 78.0％と漢方療法 68.6％とほぼ同等であったと漢方治療の有効性を示した報告もある［産婦人科漢方研究のあゆみ 23:35-42, 2006］。ちなみにこの研究では当帰芍薬散（当帰・川芎・茯苓・朮・沢瀉・芍薬），加味逍遙散，桂枝茯苓丸を非随証的に用いて効果を比較しているが，「効果あり」の回答率は当帰芍薬散 65.2％，加味逍遙散 74.0％，桂枝茯苓丸 70.8％と3方剤の間に差を認めていない。「更年期障害」という病名投与で漢方治療を行うことの限界を示しているとも言えるし，逆に言えば「更年期障害」には当帰芍薬散，加味逍遙散，桂枝茯苓丸のいずれかを病名投与しておけば 6-7 割の患者が改善するとも言える。6-7 割の治療成績で十分！　と割り切るのであればこの3方剤のうちの1方剤だけを知っていればよい。

更年期障害に対する使い分け

以下はもう少し方剤の特徴を踏まえて使い分けてみたいという場合に参考にしてほしい。一口に更年期障害とはいっても多彩な症状があるので，漢方薬で治療を行う場合にも主な症状によって方剤を使い分けるのがよいと考える。こ

の点では簡易更年期指数（SMI）は症状の程度や改善具合を把握する上で有用であるだけでなく，その質問項目は漢方方剤を選ぶヒントにもなる。

「顔がほてる」，「汗をかきやすい」，「怒りやすくすぐにイライラする」といった症状が目立つのであれば第一選択は加味逍遙散となる。ツムラ加味逍遙散エキス3包分3でもクラシエ加味逍遙散エキス3包分3でも大きな差はないと思うが，メーカーにより蒼朮と白朮の違いがある。症状に変動があり，発作的にフワ〜ッと暑く感じるといったような動的な要素が強い逆上せを訴える例が典型的である。

のぼせや発汗よりもイライラが主体になるときには抑肝散（当帰・釣藤鈎・川芎・蒼朮・茯苓・柴胡・甘草）の方がよいこともあり，加味逍遙散エキス3包をベースに投与しておき，イライラが強いときに抑肝散エキス1包を屯用するということもある。イライラが主体であれば抑肝散エキス3包分3のみとしてもよい。また便秘を伴う場合には桃核承気湯エキス1包（桃仁・桂皮・大黄・芒硝・甘草）を就寝前に加えて便通をしっかりと整えてあげることもこのパターン患者の症状を軽減するには有用である。

処方例

加味逍遙散エキス3包分3毎食前，抑肝散エキス1包　眠前。2週間程度で効果を認める。

「腰や手足が冷えやすい」，「疲れやすい」という症状が強い時には血虚と考えて補う方がよい。第一選択は当帰芍薬散でツムラ当帰芍薬散エキス3包とする。当帰芍薬散の投与で好転せず，特に疲れやすさが目立つ場合には人参湯エキス（人参，甘草，蒼朮，乾姜）や六君子湯エキス（人参，蒼朮，茯苓，半夏，陳皮，大棗，甘草，生姜），あるいはコウジン末などを併用することで補脾により気虚も補うとよい。冷えが強く特に心窩部に他覚的な冷感を触知するよう

な場合には人参湯，冷えよりも痰飲の症状，すなわち胃部振水音や胃もたれなどの症状が強い場合には六君子湯を，心不全傾向などがあり甘草含有方剤を避けたい場合にはコウジン末を選ぶのがポイントである。

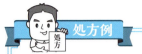

当帰芍薬散エキス7.5g分3，人参湯エキス3包分3で併用。4週間程度で効果判定を行う。

「寝つきが悪い，または眠りが浅い」，「くよくよしたり憂うつになることがある」という傾向が強い場合には気滞と考える。第一選択は帰脾湯エキス（黄耆・酸棗仁・人参・白朮・茯苓・遠志・大棗・当帰・甘草・生姜・木香・竜眼肉）3包分3である。逆上せ感の訴えも伴えば加味帰脾湯エキス（人参・白朮・茯苓・柴胡・酸棗仁・竜眼肉・黄耆・当帰・山梔子・遠志・大棗・甘草・木香・生姜）3包分3とする。このパターンの患者は睡眠障害が改善すると，顔のほてりや発汗症状を強く訴えるようになることが多く，加味逍遙散を用いる病態との間を行き来することが多いように思う。

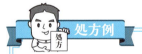

帰脾湯エキス3包分3毎食前。4週間程度で睡眠の改善，倦怠感の改善などが得られる例が多い。

「息切れ，動悸がする」，「肩こり，腰痛，手足の痛みがある」という訴えが強い場合の第一選択は温経湯（麦門冬・半夏・当帰・甘草・桂皮・芍薬・川芎・人参・牡丹皮・呉茱萸・生姜・阿膠）である。温経湯エキス3包分3。口唇の乾燥，手足の火照りなどがあれば典型的であるが，必ずしもなくてもよい。肌や粘膜の乾燥傾向があり，枯れたような痩せ気味の患者には良く効く。

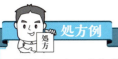

温経湯エキス3包分3毎食前。比較的効果発現は早い。2週間程度でほてりの軽減，口唇乾燥の軽減などが得られる。

「肩こり，腰痛，手足の痛み」が中心になり，実際に関節リウマチを疑わせるような関節炎症状を訴える場合には桂枝加苓朮附湯（桂皮・芍薬・大棗・茯苓・白朮・生姜・甘草・附子）エキス3包や五積散（蒼朮・陳皮・当帰・半夏・茯苓・甘草・桔梗・枳実・桂皮・厚朴・芍薬・生姜・川芎・大棗・白芷，麻黄）エキス3包を用いる。ちなみに更年期は女性の膠原病の後発年齢でもあるので更年期関節症であるのか，本当の関節リウマチであるのかはきちんと鑑別する必要がある。

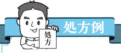

桂枝加朮附湯エキス3包分3毎食前。4週間程度で評価。

同じように「肩こり，腰痛，手足の痛み」があっても同時に「頭痛，めまい，吐き気」を伴う場合には桂枝茯苓丸エキス3包分3がよい。桂枝茯苓丸は血瘀あるいは瘀血と表現される血の循環の滞りを改善する方剤の代表格であるが，実は頭痛のような気逆の症状と，めまい，吐き気といった水滞の症状とを治す力も持っている。温経湯よりも気逆の症状が強く，逆上せることがあるが，その逆上せは固定的，静的なものであり，加味逍遙散を使う場合のような発作性の逆上せではない。いつもボーっと逆上せていると訴える場合が桂枝茯苓丸である。天候の変動で頭痛，めまい，吐き気の増悪を訴えることがあり，その場合には桂枝茯苓丸エキス3包分3をベースにして，五苓散エキス1包を屯用として用いることで水滞に対する効果をより高めることができる。

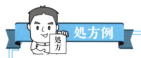

桂枝茯苓丸エキス3包分3毎食前，めまい，頭痛の際には五苓散エキス1包屯用。

なお蛇足ではあるが，近年，山梔子の長期内服が腸間膜静脈硬化症と関連していることを示唆する報告が増えており，加味逍遙散，加味帰脾湯は山梔子含有方剤であることは一応念頭に置いておく必要がある。漫然と長期間投与することは避けたい。

月経困難症

次は月経困難症について検討してみよう。Dysmenorrhea, traditional Chinese medicine で同様に PubMed を検索すると170件の報告があり，このうち RCT は protocol を除くと26件であった。驚くべきことに…いや，もはや当然のことながらと言った方がよいかもしれないが，20件が鍼灸治療の報告であり，漢方薬の報告は6件のみであった。

少し鍼灸治療の報告についてみてみよう。まずはお灸の月経困難症に対する効果である。Yang らは関元（CV4），神闕（CV8），三陰交（SP6）への1日1回7日間の施灸はイブプロフェンと同等の月経痛軽減効果があったと報告としている。本研究での施術は鍼灸師が行っているが，これらの経穴への施灸は慣れれば自分で行うこともできるので，月経痛に悩む女性は自分で試みてもよいかもしれない［PLoS One.2017;12(2):e0170952.］。

鍼治療の有効性については複数の報告があるが，代表的なものに触れておこう。

Maらは原発性月経困難症の患者600名を対象に，月経前に治療するか，月経痛発症直後に治療するか，および十七椎（EX-B8）一穴で治療するか，複数の経穴（三陰SP6，地機SP8，次髎BL32，十七椎EX-B8）で治療するかで4群に分け，無治療群も設定し3か月の施術での治療効果を検討した。その結果，鍼治療はいずれの方法でも無治療群に比較して月経痛を和らげ，治療効果は施術3か月後も持続することを示した。また十七椎（EX-B8）一穴による急性疼痛緩和効果は施術後5分で現れること示し，複数穴による治療では月経前から施術しておいた方が月経痛の重症度を和らげ，月経痛直後に施術するより優れていることも明らかにしている［J Ethnopharmacol.2013;148（2）:498-504.］。

　これらに比較すると漢方薬の治療効果のエビデンスは非常に心許ない。まずPubMedでヒットした6件のうち2件はそれぞれSi Wu Tangと中国伝統薬（当帰，芍薬，延胡索）が月経困難症に対して有効性を示せなかったという報告である。いずれも良くデザインされた質の高い研究であり漢方医としては正直非常に残念な結果である［PLoS One.2007;2（8）:e719.］，［Fertil Steril.2006;86（3）:762-4.］。

　漢方薬が有効であったとする4件のうち2件は中国語文献であり，bushen huoxue sanyu，およびtongjingning granuleの有効性を述べているが我が国の保険診療では用いることができない［Zhongguo Zhong Xi Yi Jie He Za Zhi.2014;34（11）:1302-5.］，［Zhongguo Zhong Xi Yi Jie He Za Zhi.2005;25（7）:608-11.］。

　残り2件はいずれも当帰芍薬散を用いた本邦からの報告である。
　Kotaniらは虚証，陰証，寒証，瘀血の月経困難症患者に対して当帰芍薬散は有効性を検討し，当帰芍薬散によりVASでの自覚症状改善と，月経痛に対するジクロフェナクナトリウムの投与量の減少を認めたとしている［Am J Chin Med.1997;25（2）:205-12.］。

もう1件ではAkaseらは鉄欠乏性貧血を伴う月経困難症に対して鉄剤と当帰芍薬散を比較し，当帰芍薬散は鉄欠乏性貧血を改善しなかったが，顔色不良や匙状爪，めまい，頭痛，肩こりなどの症状は改善したとして，子宮筋腫に伴う軽度または中等度の貧血の症状を改善するためには，当帰芍薬散が有用であると結論している［Yakugaku Zasshi.2003;123(9):817-24.］。

う～ん，ここまでエビデンスを漁ってみると，当帰芍薬散だけが唯一の希望という感じであり，私が20年の漢方医生活の中で，「お陰様で月経痛がすごく楽になりました！」と患者が喜んでくれた姿を何度も見てきたことが，幻であったかのような気がしてくる。しかし，エビデンスがないことが必ずしも有効ではないことを意味するわけではないし，月経痛のように痛いか，痛くないかが短期間ではっきりわかる病態についてはまずやってみるという姿勢もあながち誤りとは言えまい。気を取り直して私の実際の診療を述べる。

まず，月経困難症の患者に対して第一選択とするのは当帰芍薬散である。月経痛などの月経に伴ったトラブルを訴える女性の多くは痩せ型で，冷えやすく，月経時に浮腫傾向となることが多い。このような場合には当帰芍薬散エキス3包分3で投与して大きく間違うことは少ない。当帰芍薬散で症状が軽減せず，手足の冷えが改善しない場合には附子を加えるとよい。三和当帰芍薬散附子エキス3包分3とするか，ブシ末1.5g-3gを当帰芍薬散エキスに併用する。

浮腫傾向が乏しく，手足の冷えが顕著で冬になるとアカギレや霜焼けに悩まされるという女性の場合には当帰四逆加呉茱萸生姜湯（当帰・桂皮・芍薬・木通・細辛・甘草・呉茱萸・大棗・生姜）がよい。月経時に頭痛を伴う場合にも有用である。

これらとは対照的に体格が良好で筋肉質な女性の月経痛や月経過多には桂枝茯苓丸がよい。桂枝茯苓丸エキス3包分3とする。体格の良し悪しで虚証，実証というのは本来的な漢方理論から言えばナンセンスであるが，殊に月経困難

症に関して言えば体格は処方選択の重要な要素である。

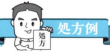

当帰芍薬散エキス3包分3。1か月程度で手足の冷えの軽減などの自覚症状の軽減を認める例が多い。月経痛については月により症状の強さがことなるため評価が難しいが3か月程度で経過をみたい。

桂枝茯苓丸を用いる場合と同様に体格が良好[注]であり，かつ過多月経があり，逆上せる傾向がより強く，顔を真っ赤にしている場合などには黄連解毒湯（黄連・黄芩・黄柏・山梔子）とする。ツムラ黄連解毒湯エキス3包分3でよいが，コタロー黄連解毒湯カプセル6カプセル分3は漢方薬独特の味を好まない患者にも服薬しやすい。

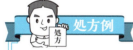

桂枝茯苓丸エキス3包分3。4週間程度で効果判定する。

桂枝茯苓丸や黄連解毒湯を用いるタイプと同様に体格が良好で筋肉質な女性患者で便通異常も伴っている場合には桃核承気湯がよい。高度の便秘があれば桃核承気湯エキス3包分3とするが，瀉下効果が強いので3包服薬すると下痢してしまう患者も少なくない。私は桂枝茯苓丸エキス3包分3毎食前に桃核承気湯エキス1-2包分1就寝前を兼用して用いることも多い。同じく便秘があり，抑うつ傾向が強い場合には通導散（当帰・大黄・芒硝・枳実・厚朴・陳皮・木通・紅花・蘇木・甘草）がよい。この方剤は桃核承気湯に比較すると瀉下作用は弱く通導散エキス3包分3で激しい下痢を経験することはほとんどない。

注：日本漢方の言う「体格が良い」というのは「見た目に健康的」なことを言うので「大柄」という意味ではない。

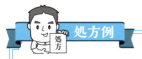

桃核承気湯エキス3包分3，ただし下痢する場合には適宜減量して内服。大抵の場合，2日で便秘は治る。むしろ下痢に注意が必要。

月経前症候群

最後に月経前症候群（premenstrual syndrome：PMS）について検討する。PubMedで Premenstrual Syndrome, Traditional Chinese medicine を検索すると39件がヒットする。このうち clinical trial は4件であり，1件は月経前症候群の中医学的な弁証について検討した報告であった。これはこれで中医学を客観化するための大切な仕事であり面白いがやや難解なのでここでは詳しくは触れないこととする［Biomed Res Int.2017;2017:4595016.］。

　残りの3件が介入試験で1件は韓国からの手への鍼治療および灸治療の有用性を示した報告であり，1件は「気治療（太極拳のような内気功療法，気を練るという運動療法）」の有用性を示した報告であった［West J Nurs Res.2009;31（2）:171-86.］，［Int J Neurosci.2004;114（8）:909-21.］。

　漢方薬による治療については中成薬による報告が1件あり，肝気鬱結，肝腎陰虚，肝脾不調，心脾両虚，その他の弁証に応じて中成薬（逍遙散，加味逍遙散，参苓白朮散，帰脾湯を中心に鬱金，香附子，女貞子，墨旱蓮，菊花，麦門冬，生地黄，熟地黄，桂枝，猪苓，小麦などを加減）を用いることで月経前の身体的および心理的な症状，うつ病，不安および怒りの軽減に有効であったとしている［J Psychosom Obstet Gynaecol.2008;29（3）:185-92.］。

ということで，またしても漢方治療のエビデンスはほとんどないというのが結論となってしまった。では実際にはどう対処しているか。

まずやはり女性の病態であるので，婦人科三大処方である当帰芍薬散，加味逍遙散，桂枝茯苓丸は外せない。更年期障害や月経困難症のところで詳しく述べたように，痩せていて四肢が冷えるならば当帰芍薬散，発作的な逆上せやイライラがあれば加味逍遙散，上半身が逆上せ足が冷え体格がしっかりしているならば桂枝茯苓丸を基本的な処方として選んで使う。これだけで PMS の波が緩やかになるという患者はいる。

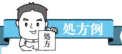

当帰芍薬散エキス 3 包分 3 毎食前。4 週間程度で評価。

しかし，これらを服用しても月経前になると様々な症状が顕在化する女性は少なくない。そのような場合には月経前 1-2 週間だけ顕在化する症状に対してもう 1 剤方剤を併用する。例えばイライラが強くなるというのであれば抑肝散，妙に悲しい気持ちになり涙が出てしまうといった場合には香蘇散（香附子・蘇葉・陳皮・甘草・生姜），気分が落ち込み喉に何かが詰まったようになるなどという場合には半夏厚朴湯（半夏・厚朴・茯苓・蘇葉・生姜），急に動悸がしたりパニック発作を起こしたりするような場合には苓桂朮甘湯（茯苓・桂皮・白朮・甘草）といった具合だ。パニック発作には甘麦大棗湯（小麦・大棗・甘草）の屯用も良く効く。その他にも PMS の症状として消化器症状が目立つような例ならば消化器疾患のところで挙げた半夏瀉心湯，六君子湯，茯苓飲合半夏厚朴湯（茯苓・蒼朮・人参・生姜・陳皮・枳実・半夏・厚朴・蘇葉），平胃散（蒼朮・厚朴・陳皮・大棗・甘草・生姜）なども用いるし，便秘がひどくなるならば麻子仁丸（麻子仁・杏仁・芍薬・枳実・厚朴・大黄）や桃核承気湯を使う。要するに PMS のときに現れる身体症状にはその都度，適切な方剤を選んで使うということになり，詳細は他の章を参考にしてもらうの

がよい。

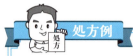

抑肝散エキス3包分3，月経前1週間のイライラする時期に服用。1回の月経周期で効果の有無は判定できる。

　やや特殊な場合としてPMSの症状が強くても仕事や家事などをとにかく頑張ってしまって，頑張りすぎて疲れきっているような患者がいる。辛いとなかなか言い出せないような環境におかれた女性に多い。そのような場合には婦人科三大処方ではなく，柴胡桂枝乾姜湯（さいこけいしかんきょうとう）（柴胡・黄芩・栝楼根（かろこん）・桂皮・牡蛎（ぼれい）・甘草・乾姜）を基本的な方剤として用いるのがよい。

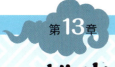

第13章

雑病

　以上で，およそ内科学の成書に沿った各分野の解説を終わる。え，血液病学がない？　うーむ。実は，血液疾患は，私にはさっぱり理解できないのである。専門医試験で何度トライしても，全然，わからなかった。他の分野だってわからないのだが，血液はなんと言ったらよいか…，最初から，駄目なのだ。もちろん鉄欠乏性貧血に鉄剤を出すくらいのことはする。だがそこに漢方が介入する余地はない。自分が全然わからない分野のことは，本に書けない。だから省略する。ここでは，疾患というほどではないが，日常内科臨床でしばしばお目に掛かる様々な症状，症候をひとくくりにして扱いたい。ここは，いわば「その他」なのであまり難しい解説はなしにする。そろそろ読者も疲れてきただろう。エビデンスだなんだと言わないで，日常診療のコツを簡単に記す。

冷え症

　まずは冷え症。冷え症は前著『高齢者のための漢方診療』でも書いたとおり，ICD10では「疾患」でない。症候である。ICD11から疾患の仲間入りをする。前著『高齢者のための漢方診療』は高齢者診療のための本だったので，冷え症の代表治療薬として八味地黄丸を挙げたが，一般内科となるともう少し間口が広くなる。今時の若い者は，という台詞が出るようになると人生そろそろ終わりだが，今時は若者だって冷え症が多い。こういう人に誰構わず八味地黄丸（はちみじおうがん）というわけにはいかない。もう少し幅広い弁証が必要となる。

　八味地黄丸が有効な冷えは，腎虚の冷えである。中医学で言えば，腎陽虚だ。冷えにはこのほかに，気虚，血虚，気血両虚，肝気鬱結，血瘀，腎精不足など様々な原因がある。これを一つ一つ鑑別していかないと，冷えの治療はできな

い。ただ，一つ一つの言葉については，過去にもう何回か出て来たし，説明もしたことになっている。まあ慣れないものは何回か読み直さなければわからないので，ここで改めて解説する。

　気は生体エネルギー，あるいはそのエネルギーのやりとりを介したsignalingのことであった。したがって気虚はエネルギー不足であるから，元気がない，疲れやすい，食欲がない，怠いということになる。こういう人は，全身が冷えるが，とりわけお腹が冷える。冷房の中にいると腹が冷えてトイレに行きたくなる。人参湯を使う。人参湯でも駄目な人は，人参湯加附子を使う。

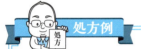

コタロー人参湯3包毎食後，あるいはそれに三和加工附子末1.5g 分3を加える。

　　　　　　　血は身体を温め，全身に栄養を運ぶ赤い液体であった。血虚は血の機能が低下したものだから，身体の末端が冷える。血色が悪く，肌がかさかさする。爪が割れやすくなる。眼や唇の色が悪くなる。治療は四物湯が基本だが，飲んで胃にもたれるようであれば当帰芍薬散を使う。血虚の甚だしいので，冬場凍傷にかかるようなもの，『傷寒論』の言葉を借りると「久寒」があるものは当帰四逆加呉茱萸生姜湯だ。

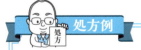

ツムラ四物湯2包朝夕食後，あるいはツムラ当帰芍薬散2包朝夕食後

> **処方例**
> ツムラ当帰四逆加呉茱萸生姜湯2包朝夕食後

　気血両虚はその名の通り，気血がともに虚したものだ。気虚，血虚両方の症状が出る。気を補う四君子湯と血を補う四物湯を併せたものを八珍湯というが，エキス製剤ではこれを含むものとして十全大補湯を用いる。

> **処方例**
> ツムラ十全大補湯3包毎食後

　なおこれらは必ず温服させる。

肝気鬱結の冷え

　これはストレスから自律神経失調を来したものである。ストレスが加わると四肢末端が冷える。冷えたりのぼせたりを繰り返す人もいる。あるいは，上半身が火照って下半身が冷える。加味逍遙散を試してみて，駄目だったら抑肝散加陳皮半夏に替える。加味逍遙散というと女性の更年期の薬と思い込まれているが，そんなことはない。ストレスがらみの冷え症であれば男性にも使える。

血瘀の冷え

　更年期とか，月経に関係する冷えである。血瘀だけなら桂枝茯苓丸，気滞血瘀なら女神散，血虚血瘀なら当帰芍薬散である。そんなこと言ってもわからない人は，まず月経不順があるかどうか，月経痛があるかどうか聞いてみる。そういうものがあって月経周期によって冷えが強まるのであれば，これは血瘀

だからまず桂枝茯苓丸を出す。経血が少なくて，月経が遅延しがちで，絶えず身体が冷える人は当帰芍薬散である。血瘀にイライラ，上半身の火照りや盗汗を伴えば気滞血瘀で女神散といくわけだ。

子供の冷え

　子供でも冷える子は冷える。これは大抵お腹から冷える。腎精不足と言って，持って生まれたエネルギーが元から低いのである。腎精が不足するならそれを補えばよいと思うかもしれないが，腎精はそう簡単には補えない。そこでまず胃腸の具合，つまり脾胃を整える。脾胃を整えてやると，成長するにつれて次第に腎精も備わってくる。小建中湯を気長に飲ませる。

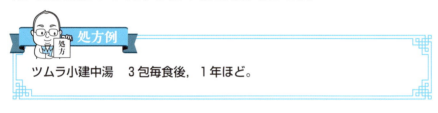

ツムラ小建中湯　３包毎食後，１年ほど。

　冷えについては，大体こんな風に診療する。

疲労

　疲れたら休めばよいのだろうが，休んでも取れない疲れというものは確かに存在する。昔から虚労には薬用人参と言われてきたが，最近 systematic review が出た［J Altern Complement Med.2018 Apr 6 .doi:10. 1089/acm.2017. 0361］。やはり薬用人参は疲労回復に効くらしい。その辺の薬局で売られている栄養ドリンクにも薬用人参が入ったものがあるが，医療用エキス剤では紅参末というのがある。これは他の漢方方剤に混ぜて使うときだけ保険適用が認められる。ちょっと動くと疲れて疲れてしょうがないという人には，四君子湯に紅参末を併せて出せばよい。

めまい

めまいは鑑別診断が難しい。成書を当たれば，めまいの鑑別診断が山のように出ている。一内科医の手には負えない。あんなもの全部鑑別できないと思うが，脳腫瘍など命に関わるものもあるから，通り一遍の検索は必要である。当然，耳鼻科にも掛かってもらうことになる。

だがそういう検索をして，他科紹介をしても，診断が付くめまいは実際のところ，少ない。よくわからないめまいが圧倒的だ。それが漢方治療の対象である。

めまいの原因を中医学的に言うと，水滞か，脾虚水滞か，肝風内動か，肝火上炎かということになる。要するに，気の巡りがおかしいか，津液の巡りがおかしいか，ストレスがひどいとめまいがするのだ。有名な苓桂朮甘湯（りょうけいじゅつかんとう）は津液の巡りが悪くなったときの薬で，茯苓（ぶくりょう）がその役割をする。ただし桂枝は気の巡りの薬だし白朮は脾胃を補うのだから，単純な中に水（津液），気，脾胃ときちんと目配りの行き届いた方剤だということになる。こういう，単純な構成の薬はたいてい古い時代のものである。だがあまりに単純で，津液は茯苓，気は桂枝（けいし），脾胃は白朮（びゃくじゅつ）と甘草だけでは効かないときもあるからというので，後の時代に「根本は脾胃の機能が良くないのだ」という考えから作られたのが半夏白朮天麻湯（はんげびゃくじゅつてんまとう）である。これを作った人は李東垣（りとうえん）と言って，何かと脾胃を大切にする人だった。補中益気湯（ほちゅうえっきとう）の作者でもある。その李東垣が書いた『脾胃論』の中の半夏白朮天麻湯がツムラのエキスになっている。脾胃を補い，津液を巡らし，滞った津液である湿を除く生薬を色々併せてできている。要するに，複雑に進化したのである。単純なのが好きな人は苓桂朮甘湯でいくのもよいが，どうも胃腸の具合が悪そうだという人は半夏白朮天麻湯がよいだろう。

肝風内動というのは，情動が不安定でめまいを起こすものである。ストレス

第13章 雑病

が嵩んでついめまいが，という奴だ。これの代表薬は釣藤散（ちょうとうさん）である。その名の通り，釣藤鈎（ちょうとうこう）が主役だ。ストレスが嵩み，血圧が上がってくらっとめまいがするならこれがよい。もっともそんなことの前に，休養を取った方がよいのだが。

　肝火上炎というのは，日本人にはちょっと説明しにくい。怒りが頂点に達してめまいがするのだが，日本人はそこまで感情を表に表さない。私は以前上海の町中を歩いていて，中年女性が親と思われる高齢の夫婦を道ばたで思いきり怒鳴りつけている様子を見て，その目を品剥き，口から泡を飛ばし，手を振り回して，顔を真っ赤にし，今にも倒れんばかりの姿こそ，肝火上炎だと悟った。道ばたで人目も憚らずあんなに怒鳴り続けていたのでは，めまいもするだろう。ああいうのが薬で治るものかどうかわからないが（性格は薬では治りません），使うなら黄連解毒湯（おうれんげどくとう）である。

耳鳴り

　ストレス性の耳鳴りならやはり釣藤散がよい。だが年齢と共に次第に酷くなる耳鳴りは，私は治せたことがない。弁証通りにいくなら牛車腎気丸（ごしゃじんきがん）を使うのだろうが，どのみち老化は漢方でも防げない。多分治らないんじゃないかと思う。

頻尿と尿漏れ

　高齢者の頻尿はなかなかセオリー通りに治らないこと，一方中高年の尿漏れは牛車腎気丸がそこそこ効くことは前著『高齢者のための漢方診療』に書いたからここでは繰り返さない。高齢者で免疫機能が低下し，慢性に尿路感染状態になっているのであれば補中益気湯を気長に半年ぐらい飲ませるとよい。中年女性でちょっとしたストレスでもすぐにトイレに行きたくなるのは清心蓮子飲（せいしんれんしいん）がよい。こちらは2，3週間試せば反応がわかる。

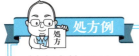

（中年女性のストレス性頻尿に）ツムラ清心蓮子飲3包毎食後，3週間。

子供の夜尿症

基本的には腎精不足なので六味丸を気長に飲ませることになるが，脾気虚なら小建中湯を，肝気鬱結があれば抑肝散を併せる。

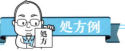

（神経質な子供の夜尿症に）ツムラ六味丸2包，ツムラ抑肝散2包朝夕食後。

肌のかさつき

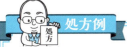

当帰飲子。冬場肌がかさついて痒くて困る人。1日2包朝夕食後。4週間くらい飲むと効果が出る。

若い人のニキビ

アトピー性皮膚炎のところで触れた，荊芥連翹湯，または治頭瘡一方。六

味丸を併用するとよいことがある。

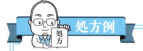

ツムラ荊芥連翹湯3包毎食後，ツムラ六味丸2包朝夕食後。

繰り返す咽頭炎，扁桃炎

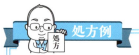

ツムラ柴胡清肝湯2包朝夕食後を気長に3か月。

　まあこれくらいだろうか。他にもあるかもしれないが，きりがないので止める。

第14章 漢方薬の有害事象

　最後に，漢方薬を使うとき注意すべき有害事象をまとめておく．老年医学会のガイドラインにも載せたものである．

① 甘草を含む処方は低カリウム血症とそれによる様々な病態を生じうる．
② 麻黄はアドレナリン様作用を有するのでそれによる有害事象が起こりうる．
③ 附子は本来，不整脈，血圧低下，呼吸困難などを引き起こす毒性を有するため，適切に修治加工されたものを用いる．
④ 大黄，芒硝は激しい下痢を引き起こすことがある．
⑤ 黄芩を含む処方は間質性肺炎を生じることがある．一般的に稀な有害事象であるが，インターフェロンとの併用では発症頻度が増加するため併用は禁忌とされる．
⑥ 山梔子を含む処方を数年，あるいは10年以上使用し続けると，静脈硬化性大腸炎を生じる恐れがあると報告されている．

　これらの生薬を含む医療用漢方エキス製剤は，実に全体の8割を占める．したがって，漢方診療を行うときはほとんど常にこうした有害事象に気を配る必要がある．

あとがき

　最初は気楽な本にするつもりだったが，やはり今時エビデンスの検索もないでは話になるまいと思って PubMed に取り組んだら，あれやこれや，取っつきの悪い本になってしまった．その代わり，中医学の世界的動向がよくわかっていただけたと思う．日本漢方がよいか，中医学がよいかと言ったところで，これほどエビデンスの質と量が違うのでは，話にならない．今から中医学に追いつき追い越せと言っても始まるまい．中医学，とりわけ中西医結合は，もう日本漢方が到底手の届かないところに行ってしまった．もし本当に最先端の中西医結合が学びたければ，中国に留学するしかない．

　漢方に興味を示す人が，往々にして EBM に拒否反応を示すのは解せない．本書にその一端を紹介したとおり，中医学は EBM と何ら矛盾するものではない．むしろ EBM の手法が発達して始めて，中医学がその真価を世界に知らしめることができたと言ってよいだろう．

　こういうのは，本来の中国伝統医学とは異なる，という主張もある．だが「何が本来の中国伝統医学なのか」，決まった答えはないのである．中国伝統医学は，過去にだって進化し続けてきたのだ．日本のように文化文明を外から輸入する国は，往々にして「古形」を大切にするところがある．古いものは周辺に残りやすい．それに対して，中国の人々は，今自分たちがやっている医学こそ中国伝統医学だと自然に感じているので，変化を怖れない．本家本元は，変わっていってしまうのである．日本漢方も明代ぐらいで中国のキャッチアップが止ってしまっている形だが，もう一回「開国」しなくてはいけないのではないか．何だか日本の伝統医学は，何時までも鎖国したままのように思われてならない．

　日本漢方は，なぜこんなに遅れてしまったのだろうか．もちろん，自国の伝統医学を発展させることを確固たる国策として金，人，物をつぎ込んでいる中国と，保険には漢方を入れたもののいわば「見て見ぬ振り」を続けてきた日本の国の姿勢が根本的に違うからだろう．そのきっかけは，他ならぬ漢方薬の保険収載そのものにあったと思わざるをえない．

漢方が保険収載されたのは1967年だが，その経緯は一般の医薬品と全く違う。当時医療界の「天皇」とまで言われた実力者武見太郎医師会長の鶴の一声で一斉に収載されたのである。当時から根拠を懸念する声はあったが，実力者が押し切ったのだ。これは当時快挙と言われたが，今振り返ってみると，その後永く日本漢方の学問的発展を阻害する桎梏になってしまったと言わざるをえない。一度不自然な形で保険収載されたものが既得権となり，新薬の開発ができなくなってしまった。新薬を医薬品として申請しようとすれば一般の医薬品と同等の試験が要求される。それが通れば，じゃあ他の漢方薬はどうなの，という話が出るのは避けられない。だから漢方メーカーは新薬を出さない。国も，これ以上話を面倒にしたくないから，現在の147処方を既成事実として保険で認めて終わりにしたいと考えている。

　では学会は何をしてきたか。日本漢方界を代表する学会である日本東洋医学会は，その間ずっと，一例報告を演題発表してきたのである。私が抑肝散（よくかんさん）のRCTを始めて発表したとき，座長から「こんな発表には意味がない」と言われたのは今でも覚えている。その座長は後に学会長になった。日本東洋医学会の創立者の一人である大塚敬節という人は，漢方は学ではない，術であると主張し，「漢方は医学だ」と主張した人を理事会から追いだしてしまった。「学会」が自分たちのやっていることは学問ではない，医術なのだと堂々と主張するのだから恐れ入る。この発想が，21世紀の今に到るまで払拭されていない。この東洋医学会の姿勢も，日本漢方をここまで遅らせた大きな要因である。

　と，日本漢方にケチを付けておきながら，第9章「リウマチ，膠原病疾患」については日本漢方の専門家である富山大学の野上達也博士に健筆を振るっていただいた。私がリウマチを診ていたのは，やっとメトトレキセートが出始めた頃までで，その後は関わっていないので，今生物学的製剤花盛りの時代に漢方がどのようにリウマチ膠原病に関われているのかは全く知らない。餅は餅屋，専門家に伺うのが一番である。そこで野上博士にご登場願った次第である。野上博士は日本漢方の専門家でありながら，今の日本漢方のエビデンス構築の遅れを深く憂慮されているおひとりである。また特別編「訪問診療における漢方

診療」は湘南鎌倉病院の吉澤和希先生に執筆の労を執っていただいた。読めばわかるとおり，吉澤先生は在宅診療のエキスパートであり，そこに中医学を縦横無尽に応用されている。

　もう一章，女性特有の病態も野上博士に執筆の労を執っていただいた。理由は簡単，この分野は野上博士の方が私より得意だからである。私はどうも，女性の愁訴が苦手だ。ああ言えばこう言う，こう言えばああいう，一体医者に診察を受けに来ているのか，お喋りしたくて来ているのか。と言っただけで全女性を敵に回すであろう。もっとも，野上博士は笑顔爽やかなイケメンである。実のところ，あの笑顔で女性愁訴の6割方は治しているのではないかと私は疑っている。野上博士に書いていただいた内容は漢方的にまことに妥当であるが，野上博士ほどスマイルに自信がない人が同じ治療をして同程度の効果を上げられるかどうか，私は保証しない。

　方剤解説は，今回も『中医臨床のための方剤学』，『中医臨床のための中薬学』（どちらも神戸中医学研究会編，医師薬出版）を主に参照した。温疫論の記載は『中国医学の歴史』（伝維康他，東洋学術出版社，1997）から採った。『傷寒雑病論』（日本漢方協会学術部編，東洋学術出版社，1990）は何度も見返した。中国の中医薬大学における共通教材である『中医基礎理論』の邦訳（浅野周訳，たにぐち書店）については，五臓六腑の記載を参考にさせていただいた。温病学については『中医臨床のための温病学入門』（神戸中医学研究会編，東洋学術出版）から採った。また文中にいくつか参考書を挙げたが，それらは同時に今回の執筆に際して参考にした書でもある。各著者にお礼申し上げる。また今回直接引用したわけではないが，『素問』・『霊枢』（新釈・小曽戸丈夫，たにぐち書店）は大変勉強になった。『素問』・『霊枢』は中国伝統医学の基本中の基本『黄帝内経』（こうていだいけい）を形成している。だが黄帝内経の原文は古代中国語で，とても私の歯が立つものではなかった。こうして現代日本語に訳していただいたことで，この伝統医学の基本概念が自分の中で改めて整理された気がする。

　本書はなるべく最新のエビデンスを紹介しながら，しかし実際の診療は主に経験論である。自分の経験が基本であるが，今回は『山本巌の臨床漢方』（板

東正造，福富捻明著，メディカルユーコン社）にだいぶお世話になった。山本巌先生（1924-2001）は，昭和から平成初期に活躍された漢方の名医だが，漢方を西洋医学の言葉で理解するという独自の道を歩まれたため，例えば日本東洋医学会のような「その筋の主流派」からは完全に無視された。それで，私は先生ご存命の頃，そのご尊顔を拝することもできず，こんな進んだ考え方の漢方医がいることを知らずに過ごすうち，先生は逝去されてしまった。ところが自分が日本東洋医学会を追われ漢方界のアウトローとなった今になって，板東正造先生らのご努力のおかげで，山本巌先生の教えの一端に触れることができ，こういう人を異端視して排除してしまうようでは，やはり日本漢方はいかんなあと改めて思う次第である。

ただ私が思うには，山本先生のレベルで満足していてはいけない。あの先生は，一人の開業医としてできるレベルのことをやったのであって「漢方医学」という学問を再構築したいなら，あれで留まることはできない。山本巌先生は平成まで活躍していたから，EBMという言葉には触れていたであろうが，その語録にEBMは出てこない。あの当時はまだ，薬理機序がわかってなんぼの西洋医学である。それで，山本先生はああいう方向性を取った。山本巌先生がEBMと正面から向き合っていたら，また話は違ってきただろう。

なんと言っても今の日本漢方に一番欠けているのは，学問体系が存在しないことなのである。小手先の技術ばかり追いかけて，学が備わっていない。中医学が形而上学的だとかなんとか言っても，ご覧なさい，エビデンス構築で遙かに追い越されてしまったではないか。術をいくら寄せ集めても学問にはならない。エビデンスに裏打ちされたLogosが必要なのである。単なる医術は後世に発展の余地がない。前著『高齢者のための漢方診療』に引き続いて，私は改めてこのことを世に問いたい。どうにかして漢方を医学にしなければならない。

2018年11月

岩﨑　鋼

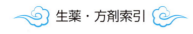

生薬・方剤索引

日本の漢方で使われる生薬・方剤はひらがな，中医学で使われる中成薬はカタカナを併記した。

あ
- 安中散 あんちゅうさん ……… 8, 96
- 安体威 アンティウェイ ……… 68
- 医王湯 いおうとう ……… 47
- 葦茎湯 いけいとう ……… 45, 46
- 茵蔯蒿湯 いんちんこうとう ……… 23
- 温経湯 うんけいとう ……… 108
- 温清飲 うんせいいん ……… 64
- 越婢加朮湯 えっぴかじゅつとう ……… 41, 79, 81, 99
- 延胡索 えんごさく ……… 111
- 黄耆 おうぎ ……… 91
- 黄芩 おうごん ……… 3, 22, 41, 47, 51, 75, 103, 125
- 黄柏 おうばく ……… 41
- 黄連 おうれん ……… 3, 41
- 黄連解毒湯 おうれんげどくとう ……… 7, 41, 53, 59, 64, 66, 85, 94, 102, 113, 122
- 黄連湯 おうれんとう ……… 8
- 乙字湯 おつじとう ……… 22
- 遠志 おんじ ……… 56

か
- 加工附子末 かこうぶしまつ ……… 28, 79
- 葛根 かっこん ……… 50, 51
- 葛根加朮附湯 かっこんかじゅつぶとう ……… 81
- 葛根湯 かっこんとう ……… 71, 81
- 葛根湯加川芎辛夷 かっこんとうかせんきゅうしんい ……… 83
- 滑石 かっせき ……… 75
- 加味温胆湯 かみうんたんとう ……… 56
- 加味帰脾湯 かみきひとう ……… 108, 110
- 加味逍遙散 かみしょうようさん ……… 34, 59, 105-110, 114, 115, 119
- 乾姜 かんきょう ……… 3, 30
- 甘草 かんぞう ……… 3, 18, 22, 44, 49-52, 57, 75, 79, 125
- 甘遂 かんつい ……… 43
- 甘麦大棗湯 かんばくたいそうとう ……… 115
- 桔梗 ききょう ……… 50, 51, 75
- 枳実 きじつ ……… 7, 18, 51
- 帰脾湯 きひとう ……… 108, 114
- 芎帰膠艾湯 きゅうききょうがいとう ……… 83
- 芎帰調血飲 きゅうきちょうけついん ……… 85
- 芎帰調血飲第一加減 きゅうきちょうけついんだいいちかげん ……… 85
- 強筋壮骨薬 きょうきんそうこつやく ……… 98
- 杏仁 きょうにん ……… 18, 30, 50, 51
- 金耆降糖片 きんきこうとうへん ……… 36
- 銀翹散 ぎんぎょうさん ……… 74
- 苦参 くじん ……… 66
- 梔子 くちなし ……… 51
- 荊芥 けいがい ……… 66, 75
- 荊芥連翹湯 けいがいれんぎょうとう ……… 64, 123
- 桂枝 けいし ……… 79, 121
- 桂枝加芍薬大黄湯 けいしかしゃくやくだいおうとう ……… 19, 21
- 桂枝加芍薬湯 けいしかしゃくやくとう ……… 19
- 桂枝加朮附湯 けいしかじゅつぶとう ……… 81
- 桂枝加竜骨牡蛎湯 けいしかりゅうこつぼれいとう ……… 30
- 桂枝加苓朮附湯 けいしかりょうじゅつぶとう ……… 81, 109
- 桂枝芍薬知母湯 けいししゃくやくちもとう ……… 81
- 桂枝湯 けいしとう ……… 71, 79
- 桂枝二越婢一湯 けいしにえっぴいっとう

桂枝二越婢一湯加蒼朮附子 けいしにえっぴいっとうかそうじゅつぶし・78, 79
桂枝二越婢一湯加苓朮附 けいしにえっぴいっとうかりょうじゅつぶ 81
桂枝茯苓丸 けいしぶくりょうがん 26, 81, 84, 85, 102, 105, 106, 109, 113, 115, 119
桂枝麻黄各半湯 けいしまおうかくはんとう 81
桂枝麻黄各半湯加苓朮附 けいしまおうかくはんとうかりょうじゅつぶ 81
桂芍知母湯 けいしゃくちもとう 78
啓脾湯 けいひとう 90
元胡 げんご 43
膠飴 こうい 19
紅参末 こうじんまつ 120
香蘇散 こうそさん 115
粳米 こうべい 49
厚朴 こうぼく 6, 7, 18
五虎湯 ごことう 48, 50, 51, 74
五虎二陳湯 ごこにちんとう 48, 51
牛膝 ごしつ 37
五積散 ごしゃくさん 109
牛車腎気丸 ごしゃじんきがん 36, 95, 98, 99, 122
呉茱萸湯 ごしゅゆとう 59
牛蒡子 ごぼうし 66
胡麻仁 ごまにん 66
五味子 ごみし 26, 30, 51
五苓散 ごれいさん 59, 90

さ 柴胡 さいこ 22, 65, 103
柴胡加竜骨牡蛎湯 さいこかりゅうこつぼれいとう 30, 34, 94
柴胡桂枝乾姜湯 さいこけいしかんきょうとう 30, 116
柴胡清肝湯 さいこせいかんとう 64, 124
細辛 さいしん 30, 43
柴朴湯 さいぼくとう 44

柴苓湯 さいれいとう 84
三黄瀉心湯 さんおうしゃしんとう 7
山慈姑 さんじこ 97
山梔子 さんしし 41, 75, 110, 125
山茱萸 さんしゅゆ 93
酸棗仁湯 さんそうにんとう 30
山薬 さんやく 93
三和加工附子末 さんわかこうぶしまつ 118
滋陰降火湯 じいんこうかとう 52, 83, 88
地黄 じおう 41, 66, 93
四逆散 しぎゃくさん 10, 14, 76
四逆湯 しぎゃくとう 72
四君子湯 しくんしとう 120
紫蘇葉 しそよう 7
七物降下湯 しちもつこうかとう 102
四物湯 しもつとう 64, 83, 85, 118
芍薬 しゃくやく 18, 29, 41, 44, 75, 79, 103, 111
芍薬甘草湯 しゃくやくかんぞうとう 18, 23, 92
車前子 しゃぜんし 37, 41, 65, 95
炙白芥子 しゃはくがいし 43
十全大補湯 じゅうぜんだいほとう 23, 119
朮 じゅつ 7, 9, 41
潤腸湯 じゅんちょうとう 21
承気湯 じょうきとう 89
生姜 しょうきょう 6, 51, 79
小建中湯 しょうけんちゅうとう 18, 72, 120, 123
小柴胡湯 しょうさいことう 23, 44, 53, 72
小柴胡湯合温清飲 しょうさいことうごううんせいいん 74
生地黄 しょうじおう 98
小承気湯 しょうじょうきとう 71
小青竜湯 しょうせいりゅうとう 44, 88
消風散 しょうふうさん 64, 65

升麻 しょうま ……… 22
生脈散 しょうみゃくさん ……… 26
逍遙散 しょうようさん ……… 114
辛夷清肺湯 しんいせいはいとう ……… 83
参蘇飲 じんそいん ……… 50
真武湯 しんぶとう ……… 29, 72, 90, 92
参苓白朮散 じんれいびゃくじゅつさん
……… 114
清上防風湯 せいじょうぼうふうとう ……… 66
清暑益気湯 せいしょえっきとう ……… 91
清心蓮子飲 せいしんれんしいん ……… 122
清肺湯 せいはいとう ……… 51, 74, 83
石膏 せっこう ……… 42, 50, 66, 75
川芎 せんきゅう ……… 41, 75
前胡 ぜんこ ……… 50
蝉退 せんたい ……… 66
蒼朮 そうじゅつ ……… 7, 9, 29, 41, 66, 81
桑柏皮 そうはくひ ……… 50, 51
疎経活血湯 そけいかっけつとう ……… 81, 98, 99
蘇葉 そよう ……… 6, 51

た 大黄 だいおう ……… 18, 19, 20, 22, 75, 103, 125
大建中湯 だいけんちゅうとう ……… 16, 82, 89
大柴胡湯 だいさいことう ……… 72, 103
大承気湯 だいじょうきとう ……… 71, 76
大棗 たいそう ……… 3, 49, 51, 52
大防風湯 だいぼうふうとう ……… 81
沢瀉 たくしゃ ……… 37, 41, 65, 93, 95
丹芪偏癱胶嚢 ダンジーピャンタンカプセル ……… 58
丹参 たんじん ……… 26
竹茹 ちくじょ ……… 51
竹筎温胆湯 ちくじょうんたんとう ……… 53
治頭瘡一方 ちずそういっぽう ……… 66, 123
治打撲一方 ちだぼくいっぽう ……… 81
知母 ちも ……… 66, 79
調胃承気湯 ちょういじょうきとう ……… 71, 74
釣藤鈎 ちょうとうこう ……… 56, 122
釣藤散 ちょうとうさん ……… 56, 122
陳皮 ちんぴ ……… 7, 51
通導散 つうどうさん ……… 47, 85, 102, 113
通導散合桂枝茯苓丸 つうどうさんごけいしぶくりょうがん ……… 85
天門冬 てんもんとう ……… 51
桃核承気湯 とうかくじょうきとう ……… 20, 84, 107, 115
当帰 とうき ……… 22, 41, 52, 66, 75, 111
当帰飲子 とうきいんし ……… 66, 83, 96, 123
当帰四逆加呉茱萸生姜湯 とうきしぎゃくかごしゅゆしょうきょうとう ……… 85, 112, 118
当帰芍薬散 とうきしゃくやくさん ……… 85, 106, 107, 111, 115, 118, 119
桃仁 とうにん ……… 20

な 二陳湯 にちんとう ……… 47, 48, 51
肉桂 にっけい ……… 93
女神散 にょしんさん ……… 59, 119
人参 にんじん ……… 3, 26, 49, 51
人参湯 にんじんとう ……… 15, 72, 107, 118
人参湯加附子 にんじんとうかぶし ……… 118
人参養栄湯 にんじんようえいとう ……… 57

は 排膿散及湯 はいのうさんきゅうとう ……… 22, 97
貝母 ばいも ……… 34, 51
麦門冬 ばくもんどう ……… 26, 49, 51
麦門冬湯 ばくもんどうとう ……… 49, 50, 83, 86, 88
八味地黄丸 はちみじおうがん ……… 28, 37, 56, 85, 93, 95, 117
薄荷 はっか ……… 65, 75
八珍湯 はっちんとう ……… 119
浜防風 はまぼうふう ……… 79
半夏 はんげ ……… 3, 6, 7, 29, 44, 49, 50,

103
半夏厚朴湯 はんげこうぼくとう ─ 6, 7, 44, 69, 82, 93, 115
半夏瀉心湯 はんげしゃしんとう ─ 3, 10, 115
半夏白朮天麻湯 はんげびゃくじゅつてんまとう ─ 121
半枝蓮 はんしれん ─ 97
半辺蓮 はんべんれん ─ 97
白朮 びゃくじゅつ ─ 9, 15, 75, 79, 121
白花蛇舌草 びゃっかじゃぜつそう ─ 97
白虎加人参湯 びゃっこかにんじんとう ─ 74
復智散 フーチーサン ─ 56
茯苓 ぶくりょう ─ 6, 29, 30, 37, 51, 81, 93, 95, 121
茯苓飲 ぶくりょういん ─ 7, 82
茯苓飲合半夏厚朴湯 ぶくりょういんごうはんげこうぼくとう ─ 7, 82, 115
附子 ぶし ─ 21, 28, 29, 78, 79, 81, 93, 125
附子理中湯加大黄 ぶしりちゅうとうかだいおう ─ 21
平胃散 へいいさん ─ 15, 115
防已黄耆 ぼういおうぎ ─ 81
防已黄耆湯 ぼういおうぎとう ─ 81, 99
芒硝 ぼうしょう ─ 20, 75, 125
防風 ぼうふう ─ 65, 66, 75
防風通聖散 ぼうふうつうしょうさん ─ 37, 75
補腎益気湯 ほじんえっきとう ─ 45, 46
補腎防喘方 ほじんぼうぜんぽう ─ 45, 46
牡丹皮 ぼたんぴ ─ 56, 93
補中益気湯 ほちゅうえっきとう ─ 23, 34, 41, 46, 62, 67, 90, 91, 121

牡蛎 ぼれい ─ 34

ま 麻黄 まおう ─ 42, 44, 50, 75, 79, 88, 125
麻黄湯 まおうとう ─ 69, 71
麻黄附子細辛湯 まおうぶしさいしんとう ─ 88
麻杏甘石湯 まきょうかんせきとう ─ 45, 50
麻子仁 ましにん ─ 18
麻子仁丸 ましにんがん ─ 17, 20, 21, 89, 115
木通 もくつう ─ 41, 65, 66
木香 もっこう ─ 51

や 養血清脳顆粒 ようけっせいのうかりゅう ─ 54
抑肝散 よくかんさん ─ 54, 57, 67, 94, 107, 115, 123
抑肝散加陳皮半夏 よくかんさんかちんぴはんげ ─ 119

ら 理中湯 りちゅうとう ─ 21
六君子湯 りっくんしとう ─ 1, 8, 14, 54, 82, 90, 107, 115
竜癸 りゅうき ─ 97
竜胆 りゅうたん ─ 41, 65
竜胆瀉肝湯 りゅうたんしゃかんとう ─ 41, 65
苓甘姜味辛夏仁湯 りょうかんきょうみしんげにんとう ─ 29, 88
苓桂朮甘湯 りょうけいじゅつかんとう ─ 29, 115, 121
連翹 れんぎょう ─ 41, 65, 75
六味丸 ろくみがん ─ 67, 95, 123

索引

133

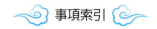
事項索引

A aCCP 79
Addison 病 35
atopic dermatitis 62

B bDMARDs 79
BPSD 94
bronchial asthma 43
bronchiectasis 48

C cerebrovascular disease 58
CKD 41
COPD 45

D dementia 56
diabetes mellitus 36

E EBM 27

F functional dyspepsia（FD）......... 8

G GERD 1

H headache 59
Huntington 舞踏病 60
hypertension 25

I IBS 16
infectious disease 68

J Jiangzhuoqinggan 25

L Low T3 症候群 34

M menopause 104
MTX 79

N NASH 23

NERD 1

O obesity 37
osteoporosis 39

P Parkinson's disease 54
PICO 27
PMS 116
PPI 8
premenstrual syndrome: PMS 114
psychosomatic disease 100
PTSD 30

R rheumatoid arthritis 78

S SLE 84
SMI 107
S 字結腸 17

あ アトピー性皮膚炎 61
アレルギー性疾患 61
胃が冷える 15
胃がん 14
胃食道逆流 2
胃腸薬 15
胃薬 51
イルベサルタン 25
陰虚 5, 33, 52
咽頭炎 124
インフルエンザ 68
陰陽 32, 33
ウイルス性髄膜炎 76
温病 33, 71, 73, 74
衛分証 73
営分証 74
エビデンス 27
嚥下機能困難 91
嚥下能力低下 93

134

か

- 風邪 ································ 33, 50, 51, 75
  - →風邪（ふうじゃ）
- 化痰 ································ 30
- 活血 ································ 5
- 化膿性皮膚感染 ······················ 97
- 過敏性腸症候群 ······················ 16
- 花粉症 ······························ 61
- 簡易更年期指数 ······················ 107
- 肝鬱 ································ 30
- 肝火 ································ 14
- 肝火上炎 ···························· 122
- 肝火犯胃 ···························· 14
- 肝気鬱血 ···························· 12
- 間質性肺炎 ·························· 47
- 肝腎陰虚 ···························· 40
- 関節リウマチ ························ 78, 79
- 感染性炎症疾患 ······················ 71
- 肝臓 ································ 12
- 乾燥肌 ······························ 96
- 寒熱 ································ 32, 33
- がんの疼痛 ·························· 96
- 肝風内動 ···························· 121
- 感冒 ································ 75
- 漢方の有害事象 ······················ 125
- 気 ·································· 4
- 気と血の関係 ························ 5
- 気管支炎, 急性 ······················ 50
- 気管支拡張症 ························ 48
- 気逆 ································ 4
- 気虚 ································ 4
- 気血陰陽両虚 ························ 40
- 気功 ································ 36
- 気滞 ································ 4
- 気滞血瘀 ···························· 119
- 偽痛風発作 ·························· 81
- 機能性ディスペプシア ················ 8
- 気分証 ······························ 74
- 急性胆嚢炎 ·························· 23
- 胸水 ································ 30

- 虚実 ································ 32
- 祛痰薬 ······························ 48
- 駆瘀血薬 ···························· 81
- クッシング症候群 ···················· 35
- 血 ·································· 4
- 血瘀 ································ 5, 20, 119
- 血虚 ································ 5
- 血虚血瘀 ···························· 119
- 月経困難症 ·························· 110
- 月経前症候群 ························ 114
- 血分証 ······························ 74
- 下痢 ································ 18, 90
- 抗炎症作用 ·························· 50
- 抗がん生薬 ·························· 96
- 高血圧 ······························ 25, 103
- 高血圧, 月経関連 ···················· 26
- 甲状腺炎, 亜急性 ···················· 34
- 甲状腺機能亢進症 ···················· 34, 35
- 更年期障害 ·························· 104, 106
- 呼吸器感染症 ························ 37
- 呼吸器疾患, 慢性 ···················· 51
- 呼吸困難 ···························· 49
- 呼吸不全 ···························· 51
- 五行論 ······························ 13
- 五臓 ································ 10, 46
- 骨粗鬆症 ···························· 39
- コデイン ···························· 50
- こむら返り ·························· 92
- コリン作動性鼻炎 ···················· 88

さ

- 三伏 ································ 43
- シェーグレン症候群 ·················· 86
- 脂質異常症 ·························· 38
- 失禁 ································ 95
- 膝痛 ································ 98
- ジャンツオチンガン ·················· 25
- 消炎鎮痛薬 ·························· 51
- 傷寒 ································ 33, 71
- 『傷寒論』 ·························· 72, 73
- 滋養強壮薬 ·························· 51

	褥瘡	97	腸管ガス	16
	食道疾患	6	鎮咳作用	50
	食欲不振	90	鎮咳消炎薬	48
	自律神経失調	119	痞え(ツカエ)	3, 6, 7
	腎陰虚	12	点鼻ステロイド	61
	津液	4	疼痛	36
	腎虚	30	糖尿病	36
	心筋梗塞	25	糖尿病性神経症	36
	心身症	100		
	心臓	11	**な** 内分泌	34
	腎臓	12, 40	内分泌疾患	35
	心臓神経症	30	ニキビ	123
	腎臓病，慢性	41	尿漏れ	122
	心不全	24, 28	認知症	55, 92
	腎不全，急性	41	認知症のBPSD	57
	腎不全，慢性	41	熱結傍流	77, 89
	心房細動	24	脳	13
	腎陽	29	脳血管性障害	58
	腎陽虚	12		
	水滞	5, 121	**は** パーキンソン病	54
	水毒	81	肺炎	69
	頭痛	59	肺気虚	48
	頭痛，習慣性	59	肺臓	12
	ステロイド	61	肺腎陰虚・火旺	52
	清熱薬	51	肌のかさつき	123
	清熱利湿	42	八綱弁証	32
	生物学的製剤	79	パニック発作	115
	咳	49	冷え	120
	舌痛症	22	，肝気鬱結の	119
	全身性硬化症	85	，血瘀の	119
	喘息	43	，子供の	120
	喘鳴	49	，腎虚の	117
			冷え症	117
た	大逆上気	50	脾気虚	12
	太陽病	i	脾虚水滞	121
	タミフル	68	脾腎陽虚	40
	痰	49	脾臓	12
	痰飲	5	肥満	37
	痔	22	表裏	32, 33
	中成薬	24	表裏寒熱陰陽虚実	32

頻尿	95, 122
風邪	64, 65, 75
浮腫	29, 41
婦人科三大処方	115
プラバスタチン	38
扁桃炎	124
便秘	20, 89
，高齢者の	21
，女性の	20
，腹が冷える	21
方剤	3
訪問診療	87
補血	5

ま
耳鳴り	122
胸焼け	7
ムンプス	76
ムンプスの進行	77
めまい	121
めまいの原因	121

や
夜尿症	123
有害事象	125
腰痛	98

ら
六経	71
六経弁証	70-72
李東垣	47, 121
リボトリール	92
老人性皮膚掻痒症	96
六腑	10

著者紹介

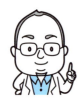

岩﨑鋼（いわさき こう）
1990年東北大学医学部卒，1997年東北大学大学院医学系研究科修了，医学博士
啓愛会美山病院内科部長，元東北大学附属病院漢方内科臨床教授
好きな漢方の書籍：『素問』

漢方薬を処方する時のポリシー

　世の中には漢方の how to があふれている。漢方は知らないが，とりあえず漢方薬を使いたいというのである。医学部を卒業せず，医師免許も持たないが当直医マニュアルだけ見て患者を診療しようというのと同じである。それがどれほど恐ろしいことか，わからないだろうか。初学者こそ，まず基本から学ぶべきである。基本を知った上の how to なら良いが，基本を知らないのに how to だけで患者を診療しようというのは，あまりにも無茶である。漢方だから EBM は関係ないというのも間違いだ。伝統医学には今や膨大なエビデンスが蓄積されつつある。ただ，我が国における研究があまりにも遅れていて，情報格差が深刻なだけである。本書は，基本のきを述べつつ，エビデンスについても広く渉猟した。これぞ，最新の漢方医学の基本書である。
（担当：1〜9，11，13，14章，10章は処方例のみ）

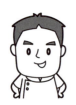

野上達也（のがみ たつや）
1998年富山医科薬科大学医学部卒，2010年富山大学大学院医薬系研究科修了，医学博士
富山大学大学院医学薬学研究部和漢診療学講座助教。鹿島労災病院，麻生飯塚病院にて内科・漢方医学の研鑽を積み現在に至る。
好きな漢方の書籍：尾台榕堂『類聚方広義』，原元麟『傷寒論図説』

漢方薬を処方する時のポリシー

　「漢方で治せない病気はない」という前提で，目の前の患者が良くならなかったならば，それは自分の選んだ処方が間違っていたからだと考え，限界を

作らないようにしています。漢方薬を処方するからには治すつもりで処方する。そうでなければ漢方医学にも患者さんにも失礼です。また，処方に際してはなるべくシンプルに漢方薬を選択するように気を付けています。具体的には，診療に際してできるだけ1剤での治療を心掛け，多くても2剤の併用までに留める。生薬の重複や西洋薬との薬剤相互作用の問題などもありますが，それ以上に私の診療を見学する学生や研修医に理解しやすく，真似しやすいことが大切に思うからです。どんな時も「どうしてその処方なのか」を明確に説明できる診療を心掛けています。当たり前の処方を，当たり前に使って，当たり前に患者を治すのが理想です。そして「当たり前」の水準をできるだけ高めることを目標としています。

(担当：9，12章)

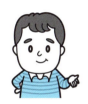

吉澤和希（よしざわ まさき）
1994年山梨医科大学（現 山梨大学医学部）卒
湘南鎌倉総合病院 内科・リウマチ科部長 訪問診療室 室長
好きな漢方書籍：『医宗金鑑』『臨証指南医案』

漢方薬処方するときのポリシー：

　基本的には中国医学の弁証論治に基づいたエキス剤，煎じ薬による治療を心がけています。ときにエキス剤治療では2剤併用も行っています。日本漢方的な理論を排した直感的医療も適宜うまく取り込みたいと考えています。食事療法含めた生活指導，鍼灸 西洋医学なども融通無碍に組み合わせて対応したいと思っています。

(担当：10章)

内科医のための漢方診療 正直なところ「漢方って本当に効くの？」と内心思っているあなたへ

2018年12月15日 第1版第1刷 Ⓒ

著　者	岩﨑　　鋼　IWASAKI, Koh
	野上　達也　NOGAMI, Tatsuya
	吉澤　和希　YOSHIZAWA, Masaki
発行者	宇山　閑文
発行所	株式会社金芳堂
	〒606-8425 京都市左京区鹿ヶ谷西寺ノ前町34番地
	振替　01030-1-15605
	電話　075-751-1111（代表）
	http://www.kinpodo-pub.co.jp/
組版・印刷	亜細亜印刷株式会社
製　本	藤原製本株式会社

落丁・乱丁本は直接小社へお送りください．お取替え致します．

Printed in Japan
ISBN978-4-7653-1769-6

JCOPY ＜(社)出版社著作権管理機構 委託出版物＞

本書の無断複写は著作権法上での例外を除き禁じられています．複写される場合は，そのつど事前に，（社）出版者著作権管理機構（電話 03-5244-5088, FAX 03-5244-5089, e-mail: info@jcopy.or.jp）の許諾を得てください．

●本書のコピー，スキャン，デジタル化等の無断複製は著作権法上での例外を除き禁じられています．本書を代行業者等の第三者に依頼してスキャンやデジタル化することは，たとえ個人や家庭内の利用でも著作権法違反です．